超声引导下针刀治疗

肌 骨 疾 病

主编 王 平

U0207165

中国健康传媒集团
中国医药科技出版社

内容提要

本书论述了超声可视化下针刀治疗肌骨系统疾病的临床应用。全书共五章，前两章讲解超声可视化基础知识、设备操作和应用，以及超声下关节、脊柱和神经血管解剖图谱；后三章紧贴临床实际，重点诠释上肢、下肢和脊柱各种常见病的诊断与超声引导下的针刀治疗。全书图片精美、内容丰富、理论与实践并重，可有效指导临床实操。本书可供全国各级医疗机构超声科、中医骨科医师及临床医学专业在校师生参考使用。

图书在版编目（CIP）数据

超声引导下针刀治疗肌骨疾病/王平主编.—北京：中国医药科技出版社，2024.4
ISBN 978-7-5214-4507-7

Ⅰ.①超…　Ⅱ.①王…　Ⅲ.①肌肉骨骼系统—针刀疗法　Ⅳ.①R245.31

中国国家版本馆CIP数据核字（2024）第045084号

美术编辑	陈君杞
版式设计	友全图文

出版　**中国健康传媒集团**｜中国医药科技出版社
地址　北京市海淀区文慧园北路甲22号
邮编　100082
电话　发行：010-62227427　邮购：010-62236938
网址　www.cmstp.com
规格　787×1092mm $\frac{1}{16}$
印张　11
字数　251千字
版次　2024年4月第1版
印次　2024年4月第1次印刷
印刷　天津市银博印刷集团有限公司
经销　全国各地新华书店
书号　ISBN 978-7-5214-4507-7
定价　**118.00元**

获取新书信息、投稿、为图书纠错，请扫码联系我们。

编 委 会

前言
QIANYAN

    超声引导下肌骨疼痛疾患介入性治疗技术愈来愈引发临床多学科医者的兴趣与关注。肌骨超声技术具有实时、动态、无创、无放射等优势，对神经、肌肉、血管、骨骼等解剖结构分辨清晰，能对介入物质"逐层抵达"的路径做到动态监测。无论从肌骨疾病的综合诊断评估还是实时监测功能，肌骨超声技术对指导临床操作都具有不可替代的重要意义。

    针灸技术具有广泛的社会影响力，也是最早被国际社会接受的中医外治法中最具有代表性的项目，多年来在传承悠久的历史经验基础上，出现了一大批被国际医学接受的针刺技术，随之在中医古代"九针"基础上研发的针刀、铍针、刃针、浮针等多种针具、多种技术出现井喷式发展。针刺技术配穴组方、手法量化标准、作用机制等，源于古代经典《灵枢》的理念，其中"视而泻之""病不同针、针不同法"的指导思想至今仍被众多临床工作者应用在实际"盲刺"中。如同最初始的针刺路径探索，即针具介入经皮之后在人体中的空间位置和经皮以下究竟如何动态操作，发生了什么？反映了什么？在可视化条件下，以射频为主的介入注射技术已经实现，而古老传统的针刺介入技术更需要"可视化"的加入。

    肌骨疼痛疾患即使在同质化的诊断与评价标准条件下，因种种原因，不同专科专业，从专业指南到不同层级医疗机构临床干预实际操作也难以同质化。整合医学的出现很好地诠释并试图解决此现状，即将最佳的循证证据及最佳优化的诊疗方案加以整合，以追求患者受益的最大化。超声医师原本隶属于功能检查诊断评估的专业技术，缺乏临床经皮实操介入的可行性，同样临床不同专业属性的经皮介入操作医师多缺乏实时超声可视化的训练基础与应用能力。如果将"诊"与"疗"整合统一，可推动超声可视化多种介入治疗效果更加切合临床实际需求，将使既往以"盲视、无麻"的针刺为代表的经皮干预治疗进入"可视、局麻"，也使患者进入"不识其苦"的状态。

肌骨系统可视化仅为"结构形态"影像学的一部分，与其他CT、MRI等一样各具诊断评估的特点，实则与其他"功能测量"学等方法互补互鉴。至于多种针法的介入物质对同一肌骨疼痛干预效果同样各具优势和不足。肌骨疼痛疾患临床实操已经进入"综合疗法有核心技术支撑"的现状。本书编著的目的在于紧贴临床实际需求，提倡精准靶向理念，优化临床路径应用。

本书编写团队由骨伤专业临床医师和超声医师共同组成，团队长期致力于超声可视化下肌骨系统疾病的治疗。超声专业团队由4家医疗单位组成，他们主要负责超声治疗和解剖基础部分的编写工作。超声引导临床实操部分由天津市名中医王平教授带领其团队15位专家组成，负责具体临床病例收集编写工作，操作过程及治疗前后评估全程由超声医师进行质控。本书有些病例及文章被《The Central European of Medicine》《中华中医药杂志》等国内外杂志录用。

由于编者水平和时间所限，本书难免存在不足或疏漏之处，敬请广大专家学者批评指正，以便进一步修订完善！

编　者

2024年1月

目录
MULU

第一章 肌骨超声治疗基础 ·········· 1

第一节 超声基本原理与概念 ········ 2
第二节 超声成像的模式和探头的选择 ········ 4
第三节 常见超声伪像的识别 ········ 7
第四节 超声在肌骨中的应用 ········ 10
第五节 肌骨超声的比较影像学 ········ 17
第六节 超声下不同针具进针操作图谱 ········ 18

第二章 超声下肌骨解剖基础 ·········· 20

第一节 超声下关节解剖图谱 ········ 20
第二节 超声下脊柱解剖图谱 ········ 40
第三节 超声下神经血管解剖图谱 ········ 44

第三章 超声引导下针刀治疗上肢疾病 ·········· 54

第一节 肩袖损伤 ········ 54
第二节 冈上肌腱炎 ········ 57
第三节 肱二头肌长头肌腱炎 ········ 60
第四节 肩关节周围炎 ········ 63
第五节 肩峰下滑囊炎 ········ 67
第六节 肱骨外上髁炎 ········ 69
第七节 大鱼际异物取出 ········ 73
第八节 旋前圆肌综合征 ········ 75
第九节 尺骨鹰嘴滑囊炎 ········ 77
第十节 屈指肌腱狭窄性腱鞘炎 ········ 79
第十一节 肘管综合征 ········ 82
第十二节 腕管综合征 ········ 86
第十三节 腱鞘囊肿 ········ 89

第十四节　桡骨茎突狭窄性腱鞘炎 …………………………………………… 92

第四章　超声引导下针刀治疗下肢疾病 ……………………………… 96

第一节　弹响髋 ………………………………………………………………… 96
第二节　鹅足囊肿抽吸术 ……………………………………………………… 100
第三节　髌前滑囊炎 …………………………………………………………… 103
第四节　髌下脂肪垫炎 ………………………………………………………… 106
第五节　腘窝囊肿 ……………………………………………………………… 108
第六节　鹅足滑囊炎 …………………………………………………………… 110
第七节　膝关节内侧副韧带慢性损伤 ………………………………………… 114
第八节　髋关节滑膜囊肿 ……………………………………………………… 116
第九节　跟腱炎与跟腱滑囊炎 ………………………………………………… 119
第十节　跟痛症 ………………………………………………………………… 122
第十一节　跖痛症 ……………………………………………………………… 124
第十二节　踇囊炎 ……………………………………………………………… 126
第十三节　腓肠肌血肿 ………………………………………………………… 129

第五章　超声引导下针刀治疗脊柱疾病 ……………………………… 133

第一节　神经根型颈椎病 ……………………………………………………… 133
第二节　胸腰椎棘上韧带炎 …………………………………………………… 137
第三节　胸腰椎棘间韧带炎 …………………………………………………… 140
第四节　第三腰椎横突综合征 ………………………………………………… 143
第五节　腰椎间盘突出症 ……………………………………………………… 145
第六节　梨状肌综合征 ………………………………………………………… 150
第七节　臀上皮神经卡压综合征 ……………………………………………… 152
第八节　坐骨结节滑囊炎 ……………………………………………………… 154
第九节　骶髂关节炎 …………………………………………………………… 156
第十节　枕大神经卡压综合征 ………………………………………………… 160

参考文献 …………………………………………………………………… 163

第一章　肌骨超声治疗基础

肌骨超声（musculoskeletal ultrasound，MSKUS）是指应用于肌肉骨骼系统的超声诊断技术，有别于心血管、腹部与妇产科等传统超声医学应用领域。肌骨超声从1972年开始，经历了50余年的不断创新。随着超声技术的发展及15MHz以及更高频率的线阵探头的出现，超声对于细微结构的分辨能力进一步提高，典型如指背皮神经等微小神经；同时，彩色多普勒超声和能量多普勒超声灵敏度的提升使得超声对神经节段内的血流变化的评估成为可能。现在，超声已成为与X线、CT和MRI并列的诊断技术，广泛应用于创伤科、风湿科、康复科、神经外科、疼痛科的日常诊断以及运动医学等领域。肌骨超声已逐渐成为上述专业临床医师的必备技能，被誉为医师的另一个"听诊器"。虽然国内肌骨超声起步晚、基础弱，以及受传统肌骨系统疾病诊断观念的影响，肌骨超声的推广与国外相比速度较慢，但随着超声在肌肉骨骼系统的应用和研究的深入，其对肌肉骨骼系统病变的敏感性逐步提高且研究前景广阔。如今肌骨超声的相关应用与研究已随着临床方面的日益重视而发展迅速，为临床诊疗提供了更加便捷和快速的诊断方法。

肌骨超声检查的主要目的是评估患者的疼痛与功能障碍、神经损伤的类型和程度、免疫性病变的活动性、软组织肿物和小儿骨关节异常等，针对不同的检查对象具有各自明确的检查目的。相比于其他影像学检查，肌骨超声具有以下几种优势：首先是实时动态影像。对于肌骨系统包括肌肉、肌腱、韧带、关节、神经和软骨等大多数组织，超声可实时观察体内组织器官的运动情况，非常适用于与运动密切相关的肌骨系统。肌骨超声可在患者主动、被动或抗阻运动的状态下实时显示关节、骨骼、肌肉及肌腱的形态变化与相互作用，准确显示这些组织的解剖位置、毗邻关系、形态、结构、血流分布情况以及运动状态，并能对相关组织的解剖变异、炎性改变、退行性病变、创伤等病变进行准确的评估，从而有助于疾病的诊断。第二，肌骨超声无明确禁忌证，无放射性损伤，操作简便，费用低廉，且便于床旁检查，检查时可进行医患之间的互动与交流，对于医师和患者都较舒适，易于接受。第三，肌骨超声可一次对多个关节或双侧关节进行对比检查，便于发现某些细微的病变，对于多关节病变的诊断相当高效。此外，肌骨超声还可用于引导介入性操作，提高穿刺成功率，已成为疼痛注射治疗技术首选的引导方法。介入性超声的最大优点是可以实时显示穿刺进针路径，明确针尖的位置，使得介入性超声在肌肉骨骼系统领域大有作为。除了超声门诊局部麻醉引导下的介入操作，如果将超声引导拓展至手术室，肌肉骨骼系统的介入操作领域还有很多工作值得拓展和研究，例如术中超声经皮引导长管状骨的骨折复位，术中超声引导骨肿瘤的射频消融治疗等。

尽管肌骨超声在相关领域的应用已具备较多优势，但仍具有一定的局限性，主要在于超声波无法穿透骨骼，在骨皮质没有破坏时视野受限，难以观察骨骼内病变；无法对整个关节的解剖结构进行全面、完整的显示，例如对于较大的关节，如髋关节内的结构，膝关节的前交叉韧带、半月板等。此外，肌骨超声虽然具有动态检查的优势，可以在不依赖造影的情况下良好显示细微病变和病变的血流分布等特点，然而在病变的整体性上仍不如MRI。另外，肌骨超声在应用上较依赖操作者的技术和经验，检查和诊断的准确性与操作者密切相关，而且该技术的教育培训难度相对较大，需要在目前的医疗系统或教育系统中更注重对相关人士进行肌骨超声应用操作的培训与教育，这样才能最大化肌骨超声的应用价值，未来也会使其更具临床应用价值。

第一节　超声基本原理与概念

超声波是指频率在2万赫兹（Hz）以上的机械振动波，简称超声。能够传递超声波的物质被称为传声介质，包括各种气体、液体和固体。我们利用超声波的物理特性，研究声波在人体组织器官内传播中的声学特性。

超声波是一种机械振动波。对于机械波来说，频率越低，其波长越长，但方向性越差；频率越高，波长越短，波传播的方向性越显著。超声波有很好的指向性，可在较小的目标上产生有规律的反射信号，这就是利用超声波回声探测的基础。超声波在人体内传播时与光波类似，也有反射、折射、散射、衍射以及衰减等特性。

一、反射和折射

声波入射到两个声特性阻抗不相同的介质组成的分界面上，在两种介质之间形成一个声学界面，入射声波的能量有一部分返回到同一介质中，形成反射波；另一部分则进入到下一层介质中，形成折射波。两种介质的声特性阻抗差别越大，反射就越强。根据能量守恒定律，反射波能量与折射波能量之和应等于入射波能量，因此，反射越强，进入到第二种介质的声波能量就越弱。利用反射产生的超声波回波信息可用来做诊断。回波的强弱反映了界面两边介质声特性阻抗差异的程度（图1-1-1）。

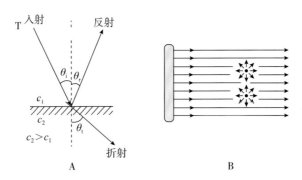

图1-1-1　超声的入射、反射、折射和散射

二、衍射与散射

声波传播时遇到的障碍物的尺寸与声波接近时，声波可绕过这一障碍物界面边缘向前传播，偏离原来方向，这一现象称为衍射或绕射。距障碍物越近，衍射显像越明显，

声波远离障碍物后仍按直线传播。

　　声波传播遇到直径小于波长的粒子，微粒吸收声波能量后，向四周辐射声波，这种现象称为散射，这些粒子称为散射体。在散射波中，与声波前进方向相反的声波称为背向散射。散射截面是反映散射强度的重要参数。散射截面大，实际上就表明单位声强产生的散射功率大。血红细胞的直径为 $5 \sim 8\mu m$。频率为 MHz（即波长为 mm）数量级的超声波遇到红细胞后将产生散射。散射强度与入射强度成正比，与频率的 4 次方成正比，与距离的平方成反比。血流中有大量红细胞，超声入射到血流中形成的散射信号是一个随机窄带信号。此外，血管中血流速度存在速度剖面，血管处于不同深度，组织的反射回波大于血流的散射回波。这些都是血流超声多普勒信号的特点。

三、声衰减

　　声衰减是指声波在介质中传播时，由于介质的黏滞性、热传导性、分子吸收以及散射等原因导致声能减少，而产生声强减弱的现象。在绝大多数软组织中，声波衰减的主要原因为声波的吸收。在人体组织中，声波衰减的规律为：骨组织或钙化＞肌腱、软骨＞肝脏＞脂肪＞血液＞尿液或胆汁。组织中含胶原蛋白或钙质越多，声波衰减程度越大；液体中含蛋白成分越多时，声波衰减越大。在超声诊断的频率范围内，人体软组织的声波衰减系数大多与频率成正比。广义地讲，因声束扩散而使声强减弱的现象也属于声衰减。声衰减的原因主要有三方面：介质对声波的吸收是声衰减的原因之一，声波在介质中传播部分机械能量不可逆地转化为其他形式的能量，使声波具有的能量减少。声衰减的第二个原因是声波的散射，声波在介质中传播时，介质中存在着散射体，使主传播方向的能量减少。声散射引起的衰减决定于介质的性质和散射目标的情况（大小、形状、分布等），也与超声频率有关。研究表明，声束扩散是声衰减的第三个原因，随着传播距离的增加，声波向传播轴线周围横向扩散，因此引起单位面积上声波能量减少，聚焦在一定范围内能克服这种衰减。

　　为了得到高分辨率图像，应该尽量选用高频率超声波，但是频率高的超声波比频率低的超声波衰减大，因此可探测的距离小。所以必须在探测距离和空间分辨率之间选择，针对不同场合选取合适的频率。例如腹部检查时只能选用较低的频率；而在检查浅表器官时，可选用较高的频率，以得到比较高的分辨率。

四、波的干涉现象

　　声波在介质中传播时，当两列（或更多列）声波在空间某点相遇，将彼此叠加，该处质点的振动将是各个波所引起的分振动的合成，在任一时刻质点的位移是各个波在该点所引起的分位移矢量和。换言之，每个波都独立地保持自己原有的特性，对该点的振动给出自己的一份贡献，就像没遇到其他波一样。这种波动传播的独立性，称为波的叠加原理。一般地说，振幅、频率、相位等都不相同的几列波在某点的叠加是很复杂的，而波的干涉是其中最主要也是最简单的一种。当频率相同、振动方向相同、相位相同或相位差恒定的两个波源发出的两列波同时作用于介质的某点时，产生波的叠加。由于传播途径不同，使某些地方振动始终加强，而在另一地方始终减弱以致抵消，这种现象称为波的干涉现象。产生干涉现象的波称为相干波，相应的波源称为相干波源。两列相干波到达某点所经过的路程差，称为波程差。两个相干波源为同相位时，在两个波叠加的区域内，波程差等于零或等于波长的整数倍的各点，振幅最大；在波程差等于半波长的奇数倍的各点，振幅最小。

第二节　超声成像的模式和探头的选择

一、超声成像的模式

超声探头将回声信号转换为电磁信号后，必须将这些包含了许多信息的射频信号经过解调、滤波、相关运算、模数转换等过程，将所需要的信号信息分别以不同的模式成像，以供临床医师作出诊断。目前常用或曾经常用的几种超声成像模式有 A 型诊断法、B 型诊断法、M 型诊断法和 D 型诊断法。在肌骨超声应用中，主要应用到 B 型诊断法、M 型诊断法和 D 型诊断法。B 型诊断法即辉度调制显示法，以辉度光点明暗表示界面回声反射信号的强弱。回声强则光点亮，回声弱则光点暗，如无回声则为暗区；M 型诊断法即运动显示法，工作原理与 B 型相同，在 B 型切面上任意取一声束取样线，在水平偏转板上加上一对慢扫描锯齿波，使取样线上的回声光点沿水平方向展开代表时间扫描，回声光点在垂直方向上移动代表深度扫描。由于探头位置和取样线固定，声束穿越的各层组织界面随着组织的位置移动而得到的回声辉度随着水平扫描而构成相应的动态曲线，即称为 M 型超声扫描。

D 型超声诊断是利用声波的多普勒现象成像和分析。多普勒现象是超声多普勒诊断的物理基础。一般来说，波源和观察者之间的相对运动会使观察到的波动的频率发生变化，这种现象称为多普勒现象。在超声诊断中采用的是反射模式，不动的超声波探头向人体内发出超声波，遇到血流等运动目标时发生反射，反射波携带了目标运动的信息。这种反射波再被探头接收，经过处理，给出诊断。

二维成像显示解剖结构的切面。显示在二维成像中解剖的形态、位置和动态均为实时的。高分辨率、高帧频、差异性线密度设定、多种扇扫宽度，以及多幅成像处理技术的应用有助于优化二维成像。二维成像也应用于探头进行 M 型、多普勒、彩色和能量成像。在 M 型局部放大中，二维成像允许操作者定位欲放大的感兴趣区。在多普勒成像中，二维成像提供取样门宽度、部位、深度，以及多普勒角度校正的参照。在彩色和能量成像中，二维成像提供彩色显示的空间叠加。结合使用二维显示，滚动多普勒显示可提供血流方向、速度、性质及时相等信息。对于正常与异常血流动力学和时相的理解，可应用多普勒显示进行诊断。

二、常用超声探头种类

在各种超声诊断设备中，发出和接收超声波的器件是超声探头。超声医学中的探头是一种声电换能器，同时兼有超声波发射器和接收器的功能，能将电能与超声能相互转化，发射时探头把电能转换成声能，接收时又把声能转换为电能，因此，探头又称为超声换能器。探头的核心是以压电材料制成的压电晶片。压电材料具有压电效应，当它受到外力作用发生形变时，其表面会产生电压和自由电荷。对它施加电场时，不仅会产生电压和自由电荷；还会产生应力，发生形变。超声诊断常用的压电材料是压电陶瓷。压电片的两个表面镀有电极，引出导线，与仪器中的发射和接收电路连接。当发射电路发出电信号激励压电片时，压电片发生振动，同时向介质发出超声波。由介质传播回来的超声波带动压电片振动，在电极上产生电信号，进入接收电路放大处理。为了达到成像目的，仪器产生的声束必须在人体内部扫描。实现声速扫描的技术有两种，即机械扫描和电子扫描。因此，超声探头对应地分为机械扫描探头和电子扫描探头。机械扫描探头是由机械方法驱动1~4个晶片进行声束扫查的探头。它又分为摆动式、转子式机械扇扫探头、环阵（相控）扇扫探头以及旋转式扫描探头等。仪器工作时，一方面记录探头的方向，同时接收回波，两者结合，得到各个位置的回波，处理后成像。电子扫描探头是由数十个以上晶片构成并利用电子学方法驱动声束扫描的探头。它又分为线阵探头、凸阵探头和相控阵探头。

超声成像技术是利用超声波照射人体，通过接收和处理载有人体组织或结构特征信息的回波，获得人体组织性质与结构的可见图像的方法和技术。超声波在传声介质中的传播特点是具有明确指向性的束状传播，这种声波能够成束地发射并用于定向扫描人体组织。超声波频率越高，分辨力越好，但衰减越强，穿透力越差；反之，频率越低，分辨力越差，但衰减越弱，穿透力越强。根据检查部位的不同，肌骨超声一般选用频率为3~18MHz，最好具有梯形拓宽成像功能的探头。肌骨超声检查肌腱、神经时，在满足探测深度的情况下，应该尽可能地使用具有较高灵敏度的血流显示能力的高频率的线阵探头，推荐首选能量多普勒超声观察目标区域的血流情况（图1-2-1）。

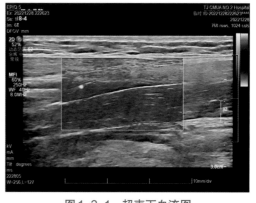

图1-2-1 超声下血流图

高频线阵探头（7~10MHz，图1-2-2）是肌骨超声中观察肌肉的最佳选择，比低频凸阵探头（3.5~5MHz，图1-2-3）更适用于引导肌内注射，穿透力较好，适用于检查较深部结构。与机械扇扫探头相比，线阵探头具有良好的近场分辨率。此外，线阵探头近场视野相对较宽，有助于评价表浅部位异常；同时，绝大部分的平行肌腱和肌肉纤维符合发生几何镜面反射的条件，这样能更好地描绘病变结构并避免伪像。高频线阵探头扫查肢体时的局限是其视野较窄，一般为4~6cm宽。目前采用的大部分仪器具备的分屏拼图技术，可获得12cm宽的图像。高端超声诊断仪均有全景超声技术，采用这种技术即可获得包括远离病变的关节、肌肉和血管的全景图像。

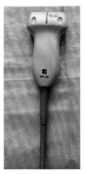 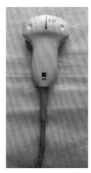

图1-2-2 高频线阵探头 图1-2-3 低频凸阵探头

空间分辨率是超声探头的一个重要指标。假设人体内有两个小目标，如果它们之间的距离很小，仪器就可能把它们当作一个目标，区分它们就较困难。仪器能够区分的最小距离称为空间分辨率，简称为分辨率。分辨率和方向有关。沿声束方向的分辨率称为轴向分辨率，沿扫查平面与声束垂直方向的分辨率称为侧向分辨率。垂直于扫查平面且与声束方向垂直的分辨率称为切面分辨率。超声仪器通过脉冲波的到达时间来确定目标距离。要提高纵向分辨率，就需要缩短探头的脉宽或增加探头的带宽。纵向分辨率大约等于超声波的波长。由于超声波频率越高越容易获得短脉冲，因此超声波频率越高，波长越短，分辨率就越高。超声波的衰减具有频率依赖性，脉冲波中的高频成分更易衰减，从而造成脉冲波的带宽减小，因此探头的纵向分辨率会随传播距离的增加而降低。

超声成像诊断通过声束扫描得到目标的横向位置。当在人体内扫描的声束照射到一个目标时，就会产生回波。根据回波出现时的声束方位，确定目标的横向位置。假设有距离探头相等的两个邻近的目标，显然如果目标之间的距离比声束的宽度小，它们的回波就会出现在同一个声束中，仪器不能区分它们的空间位置。因此，最小的横向分辨率距离大约等于声束宽度。为了提高横向分辨率，必须发射窄声束。超声诊断设备都采用聚焦探头，聚焦探头发出聚焦声束。

三、超声波生物效应和安全性

1. 超声波的热效应

超声波在介质中传播时，部分能量会经过摩擦、热传导等过程转化为热能，使介质的局部温度升高。介质温度的升高与超声波的剂量有关。超声波开始照射时，温度逐渐升高，温升和照射时间基本上成正比，与介质的密度和比热成反比。当超声波照射的区域温度升高时，热量通过组织热传导和血流向周围组织扩散。温差越大则扩散越快，因此，当温度升高到一定程度后，温升速率逐渐变慢。最后，超声波转化的热量和向周围组织的扩散量达到平衡，温度则不再升高。平衡温度与超声强度和介质性质有关，声强越大，平衡温度越高。

通常认为，温升不超过1℃是超声诊断的安全线。对于一般的超声诊断设备，频谱多普勒和M型工作方式的声束产生的温升比B型超声和彩色血流图扫描的模式高。体液的声吸收很小，比纯水略大，接近零，在这些体液中超声波产生的温升就很小。成人骨骼的声吸收最大，几乎把所有入射的声能都转化为热能而吸收。当声束照射在骨骼上，就会产生很高的温升。软组织、皮肤和软骨的声吸收由小到大介于液体和骨骼之间。

超声波的频率对超声的热效应也有影响。频率越高，声吸收越大，温升也越高。高频超声的穿透深度小，因此频率增高会使皮肤和浅层组织的温升增加。同时，使用者可能因为得不到预期穿透深度而增加设备的输出强度，可能导致更大的温升。

2.超声波的机械效应、空化效应

超声波是一种弹性波，它使传播介质中的质点发生机械运动，由此产生的作用称为超声波的机械效应。声波在液体或软组织等介质中传播时，介质中的声压不断起伏变化。当声压为负时，局部压力减小，液体气化，产生气泡，这种现象称为空化现象。根据超声波的强度大小，空化效应分为稳态和瞬态两种。当超声波声强比较小，频率比较高的时候，气泡随着声压的起伏不断膨胀和缩小，做周期性的呼吸式振动和脉动，称为稳态空化。稳态空化并不剧烈，一般不产生破裂作用。当声强超过某一阈值，气泡的振动十分强烈。当声压为负时气泡迅速膨胀，破裂成许多小气泡，这种现象称为瞬态空化。瞬态空化是否发生依赖于许多因素，包括声压、频率、聚焦、脉冲波形以及介质的性质。机械指数和热指数可以粗略地指示发生在生物体上热效应和空化效应可能性的程度，是目前最适用的安全性参数。机械指数用来表示与机械效应相关的指示值。明显的机械效应实例是超声压力波通过组织时，可压缩气泡引起周围液体的运动和空化效应引起的瞬态气泡崩溃时释放的能量。热指数是指在指定点处衰减后输出功率与在指定组织模型条件下使该点温度上升1℃所需要的衰减后输出功率数值的比值。研究证明，超声波的生物效应取决于超声剂量，即超声强度和照射时间的乘积。在一定的剂量下它不会产生有害作用。

第三节 常见超声伪像的识别

伪像是超声的物理特性决定的。在传导过程中，超声与人体介质存在着相互作用（反射、折射、散射、绕射、衰减等）的结果，超声成像在人体不同组织结构的声学特征异常复杂，这些组织形成的反射截面不仅大小不同，而且曲率、方向和折射率也杂乱无序。因此，在声像图上所显示的各种回声信息的组织来源、空间位置和回声强度等并非与人体真实结构完全一致。同时超声仪器的设计还基于以下不完全符合实际的假设：①发射声束呈理想的"直线传播"，反射体的空间位置由初始发射声束的直线方向和偏转角决定；②人体各种组织（介质）声衰减系数相同，均与肝、脾、肌肉等软组织相似；一律用距离增益补偿（DCG）调节，即按软组织平均衰减系数人为地加以补偿，即使是无明显衰减的液体也不例外；③组织的平均声速为1540m/s，假设所有软组织的声速是相同的，骨组织也不例外。所以虽然超声探头和超声图像处理器的成像技术经过大量改进升级，超声伪像的形成依然不可避免，操作者需要辨识成像过程中可能形成的伪像。实际上超声成像需要利用一些伪像产生的实性、含液、含气等不同器官的声像图。通过辨识超声伪像，我们应当做到更科学地解释声像图，认识到伪像变现，避免伪像可能引起的误诊或漏诊，以及利用某些特征性的伪像协助诊断和鉴别诊断，以提高诊断水平。

一、各向异性伪像

各向异性伪像是肌肉骨骼超声检查过程中常见的一种伪像（图1-3-1）。由于超声束不能同时保持与肌腱各部分纤维呈垂直方向，导致肌腱在声像图上显示为回声强弱不同，甚至低至无回声，多见于肌腱、韧带、神经和肌肉组织。超声入射声束与界面之间的夹角与回声信号的强弱明确相关，当入射声束与界面垂直时回声最强，随着入射声束与界面的入射角偏离垂直状态，大部分回声信号会偏离入射线而不能返回探头，结果探头接收到的

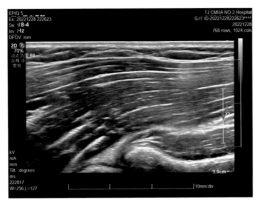

图1-3-1 各向异性伪像

回声信号就会减弱，这就是各向异性。由各向异性导致的回声不均现象称为各向异性伪像。肌肉内随着探头飘动的"强回声"说明该处的肌纤维与超声束的夹角正好或者接近垂直，肌肉的各组纤维束方向不同，扫查时非常容易出现这种伪像，移动探头时，纤维束与声束之间的角度也随着变化，所以也可以看到高回声区似乎在肌肉内飘动。解决或改善办法：改变探头方向，调整声束入射角，还可采用实时复合扫描技术。

二、镜面伪像

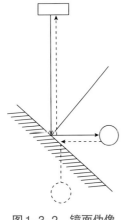

图1-3-2 镜面伪像

镜面伪像是超声束投射到表面平滑强回声大界面，例如当肋缘下向上扫查肝右叶和横膈时，声束遇到膈-肺界面而发生全反射（图1-3-2）。膈下出现肝实质回声，膈上出现的对称性的肝实质回声即为镜面伪像，犹如光投射到平面镜上一样，声波产生反射。这种反射超声波遇到界面时所形成的回声信号可按其入射超声波途径经横膈原路返回，并被换能器接受构成虚像。显然，虚像成像所需的时间要长于实像成像。因此，虚像总是出现在实像的远处。镜面伪像可导致操作者对目标位置判断产生失误。识别镜面伪像的基本方法是改变探头角度，改变声束的投射方向，镜面伪像即可发生位置变化或者消失。

三、部分容积效应

部分容积效应又称为声束厚度伪像。探头发射的超声束具有一定的厚度或者称为宽度，即所获得的声像图是一定厚度以内空间回声信息的叠加图像。因此，有必要将声像

图理解为它是平面化了的三维空间信息图。部分容积效应所产生的主要问题是在声束厚度以内同一深度上的小目标回声信号被重叠,造成图像所显示的相互结构关系失真或混淆。例如,超声引导穿刺时,将紧贴管壁外的穿刺针显示为已经进入管腔内的假象,如前所述,声像图所显示的组织图像,实际是厚度与声束宽度相等的一层组织回声的重叠图像。这就可能造成声束内同一深度的针尖与邻近组织在声像图上重叠显示为针尖在组织内的假象。这在穿刺小目标时常引起穿刺针在小靶目标内的错觉,如对卵泡、脐带、血管、胆管等类似尺寸的目标穿刺时,声像图上很清楚显示针尖进入靶目标,而抽不出囊液或血液等。

认识这种伪像的要点是操作者想要核实目标内的回声真实性时,首先要将聚焦点调到靶目标水平,然后反复侧动探头,凭侧动的幅度判断声束与病灶的关系,反复左右侧动探头方向,用不同超声扫查角度观察和体会目标内部回声与周围组织之间的关系。若是由部分容积效应引起的伪像,则用与首次扫查平面相垂直的扫查平面进行核实便可证明先前目标内回声是否为假象。探头要处于侧动时病灶刚好消失的中间位置,此时病灶显示最大,边界最清晰,表明声束完全通过病灶。对细管状结构穿刺时,选择其短轴断面导向对避免容积效应很有效。

四、振铃状伪像

振铃状伪像又称为"多次反射伪像",是指声束在传播途径中由于反射回的声能过强,这种声能又被反射回靶目标内并在其界面上再次形成反射声能返回探头,不断往复,直至反射声能完全衰减。这样就在第一次回声之后出现与两个反射界面距离相等的第二、三等多次强度递减的回声。多次反射主要发生在声束垂直经过平薄组织结构的各种管壁、腹膜等处,尤其是与薄层气体所构成的界面上。此外,当声束经过声阻抗相差悬殊的界面时,超声可以在目标内来回反射形成多次反射伪像。振铃状伪像导致的主要问题是穿刺针后方的振铃状伪像可掩盖靶目标。对于振铃状伪像,适当加压检查并改变声束投射方向和角度,一般可使伪像减弱或消失。

五、声影

当扫描声束遇到声衰减程度较高的物质,如骨骼、结石、钙化、金属异物等,声束被完全遮挡,在其后方出现条带状无回声,即为边界清晰的声影;另外,边缘模糊的声影常是胸膜-肺气体反射伪像或"彗星尾"征后方的伴随现象。

六、其他伪像

其他常见的伪像包括旁瓣伪像、后方回声增强、散射体伪像和棱镜伪像,多见于腹腔和盆腔软组织。肌骨超声检查时,除了上述常见伪像,还存在旁瓣、混响以及部分容积效应等。

第四节 超声在肌骨中的应用

一、超声在骨骼肌中的应用

骨骼肌一般借助肌腱附着于骨骼，包括肌肉纤维和间质结缔组织两部分。肌骨超声可清晰显示骨骼肌的结构，其长轴像图上表现为由纤维脂肪间隔的线样中高回声和肌实质的低回声构成；而在短轴切面上，肌束回声表现为小点状或小块样低回声，分布在肌束间的纤维脂肪隔显示为点状及短线样的中高回声（图1-4-1）。创伤引起了绝大多数的肌肉病变，肌骨超声评估其一系列肌肉病变具有较高的敏感性和准确性，包括血肿、拉伤、炎性改变、筋膜室综合征、横纹肌溶解、肌疝以及肿瘤等。

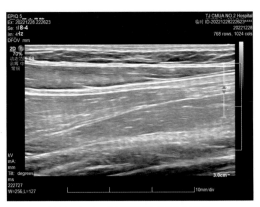

图1-4-1 正常桡侧腕屈肌图像

肌骨超声不仅可以明确损伤的部位、程度、性质，还能动态观察病变进展的情况，可作为肌肉创伤诊断和随访的首选影像学检查。由于致病因素和病变位置的不同，损伤的表现和范围也大不相同。例如，肌肉的微小撕裂可能出现正常肌肉纹理的连续性中断和局部血肿，依据发生部位不同可分为肌间血肿、肌束内血肿，不同出血时间下声像图表现也各不相同。值得注意的是，对较细微的肌肉损伤，通常建议在受伤后24～48小时进行肌骨超声检查，肌疝则可在肌肉松弛状态下表现隐匿，而在运动或紧张情况下则变得明显，肌骨超声利用其实时动态的成像特点，可在肌肉运动状态下进行显像，显示其变化的动态过程。肌骨超声可早期检出肌肉炎性疾病与肌肉内肿瘤性病变，但诊断敏感性与特异性低于MRI，不过肌骨超声声像图改变可较好地反映病程变化，是评价疗效和监测病程的良好手段。

近年来，肌骨超声在评价肌肉功能中的作用逐渐得到重视。通过对肌肉形态及纹理改变的显示，可监测老年人肌肉质量，老年人肌肉质量降低会增加创伤风险，随着年龄增长，肌肉性质的变化可早于量的变化。虽然肌肉结构和神经的变化都可能会导致肌力减弱，但肌肉本身结构的变化依旧是重要影响因素（图1-4-2）。在超声的观察下，表现为肌肉回声的变化可早于肌肉厚度。肌骨超声可通过实时追踪肌肉肌腱运动、测量力量与肌肉长度及速度之间的关系、肌腱纤维长度、肌肉肌腱应变等数据，实现在体肌肉功能定量评估，与肌电图、运动分析等传统方法共同构建肌肉功能评估体系。通过使用肌骨超声测量ICU危重病患者的肌肉纹理、肌肉回声强度、横截面积、厚度以及肌纤维羽状角来了解肌肉废用情况，其数据具有较高的可靠性，对指导临床治疗具有较强的实用价值。检查者应熟悉肌骨系统的解剖，掌握超声应用解剖学知识，同时了解患者的症状和体征，对于观察目标以及目标周围的结构依序检查。推荐病变的双侧对比检查，即患侧与健侧的比较，这有益于异常声像图的识别以及异常声像图与患者症状或体征关系的判断。推荐首先检查无症状侧或者症状比较轻的一侧关节。有时，还需结合探头加压试验或改变体位等方法，观察病变的可压缩性以及是否存在肌疝等病变。

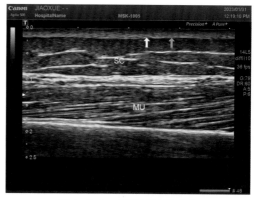

图1-4-2　常见骨骼肌病变

二、肌腱病变的超声应用

肌腱起着连接肌肉和骨骼的作用，是肌骨系统的关键结构，由大量相互交织、相互连接的胶原纤维束平行分布构成。在长轴切面上，肌腱表现为条带状高回声结构，内部结构纹理为纤维状，周边为高回声线状的腱膜。短轴切面上，肌腱表现为圆形或椭圆形结构，内部为代表腱内结缔组织纤维均匀分布的密集点状结构。

超声作为一种检查肌腱的高敏感型检查，可检测出肌腱的细微病变，按严重程度不同，肌腱病变包括肌腱变性、腱内或部分撕裂、全层撕裂或完全撕裂等（图1-4-3）。肌骨超声能及时、准确地发现肌腱的形态、纹理等解剖结构的改变。声像图上肌腱变性可呈局限性或弥漫性，表现为边界不清晰、形态不规则的不均质低回声区，显示肌腱部分断裂时，肌腱内局部缺损，边界较清晰，撕裂处肌肉和肌腱纤维连续性部分中断，结构紊乱，回声不均，周边可见血肿回声；完全断裂时，肌腱完全离断，肌腱纤维连续性中断，肌肉收缩，肌腱失去张力，呈褶皱样改变，撕裂处回声增强，合并血肿。

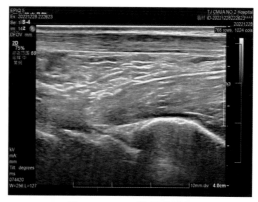

图1-4-3　正常跟腱图像

目前肌骨超声已广泛应用于肩袖病变、网球肘、高尔夫球肘、跟腱病等大量病变的诊治。肌骨超声可有效诊断肌腱病变，并准确判断病情，对临床选择保守或手术治疗方案具有重要意义。肌腱或腱鞘炎声像图表现包括腱鞘积液、滑膜增厚、正常纤维状纹理的消失、肌腱实质或水肿引起的边界回声的模糊和多普勒血流信号的增加。肌骨超声能清晰显示肌腱端软组织炎症改变以及骨皮质损伤，其对于肌腱末端病的辅助诊断作用近年来越来越受到临床重视。声像图表现包括肌腱端局部增厚、钙化、内部血流增多、骨质增生。与肌肉检查相似，由于能提供实时动态影像，肌骨超声也是肌腱病变的首选影像检查。肌骨超声可有效诊断肌腱病变，并准确判断病情，对临床选择保守或手术治疗方案具有重要意义。但肌腱疾病治疗后，其声像图表现在相当长时期内并不随功能的改善而好转，因此不能用于手术疗效评估和术后随访。

三、韧带病变的超声应用

肢体肌腱和韧带是维持关节运动和稳定的重要纤维结缔组织。用力不当和老龄化使韧带损伤成为常见疾病。韧带超声成像与肌腱非常相似。正常的韧带超声表现为明亮的线状结构，而韧带的纤维排列更紧凑，因此其纹理更紧密、更具有纤维状。韧带由致密结缔组织构成，包含不同量的胶原、弹力蛋白和纤维软骨。因此，韧带的声像图表现比肌腱更为多样。例如，韧带止点部较厚，于长轴切面上表现为典型的"扫帚征"，可与肌腱相鉴别。急性韧带损伤肌骨超声可见韧带增粗、回声降低、不均质、周边出现水肿或血肿等。肌骨超声是诊断韧带损伤并量化其完整性的高敏感型诊断手段之一，即使在X线检查并未发现异常的情况下，肌骨超声还可探及韧带–骨连接处较小的撕脱性骨折。在慢性韧带病变中，肌骨超声可检测到韧带内钙化。肌骨超声实时动态影像也有助于检测韧带的稳定性。虽然对于某些位置深在的关节韧带（例如膝关节交叉韧带），由于骨骼的遮挡，肌骨超声不能全面显示，但对于位置较表浅的韧带（例如膝关节侧副韧带），超声可作为其首选影像检查方法（图1-4-4）。此外，与肌腱端病表现相似，肌骨超声对韧带端部病变的检测在风湿性疾病的诊治中也发挥着重要作用。观察关节周围的肌腱或韧带时，应注意动态检查，即在关节主动或被动运动时，观察声像图的变化情况。由于病变的位置和特殊性，有些病变只能在运动状态下才能显示。

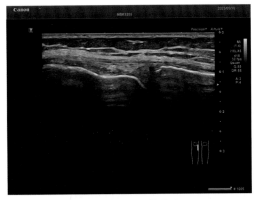

图1-4-4　韧带病变

四、骨与软骨病变的肌骨超声应用

正常骨骼声像图上表现为规则的、连续的线状明亮强回声伴明显的声影和多重反射伪像，软骨表现为覆盖于明亮骨皮质表面的均质低无回声带。肌骨超声可准确显示骨骼外生性病变、骨缺损、骨侵蚀以及骨骼占位病变等。虽然由于骨皮质对超声波的强反射作用，超声检查对于骨骼具有天然的局限性而并非其首选检查方法，然而在某些情况下，肌骨超声可用于某些骨骼疾病的检查，特别是作为常规X线片检查的重要补充。例如，肌骨超声可在检查软组织损伤的同时发现隐匿的骨折病变，其声像图表现为骨皮质线的连续性中断，伴有骨膜增厚和骨膜下血肿。肌骨超声可精确测量软骨厚度，通过检测软骨回声强度判断其退变情况，并可敏感检测软骨内钙化、软骨破坏等病变；还可用于检测X线片阴性的肋软骨骨折，判断骨折部位与周边软组织的关系，骨折碎片是否造成邻近神经血管损伤，对于X线片显示骨重叠时是有益的补充。

此外，肌骨超声有助于骨科医师评估骨折固定过程中骨骼矫正情况。肌骨超声可早于X线片观察到骨折愈合过程（骨折后1~2周）。研究证实，肌骨超声对骨关节炎患者关节特别是小关节（如掌指关节和指间关节）软骨病变的检出与严重程度评价，具有较高的可靠性。

肌骨超声对于占位性病变的存在较敏感，同时还能进一步对其发生部位、病变性质进行初步的诊断。常见占位性病变包括良性的上皮组织肿瘤（表皮样囊肿）、间叶组织肿瘤（脂肪瘤、血管瘤）、神经组织肿瘤（神经鞘瘤）及恶性肿瘤（脂肪肉瘤、纤维肉瘤），其表现多种多样，良性的占位性病变多表现为边界清楚、形态规则、缺乏血供的低回声团，在这基础上各有特异性表现，如表皮样囊肿，一般伴有后方回声增强，探头加压可压扁。而血管瘤的重要特征则是在探头加压后血流信号减弱，减压后血流信号增多的丰富血供结节。恶性肿瘤的声像图表现缺乏特异性，多表现为形态不规则、边界不清、内部回声不均且与周围组织分界不清晰，向周边组织侵犯生长的倾向于极低回声，如侵犯骨组织后导致的骨皮质连续性中断、骨转移等。

五、关节病变的超声应用

肌骨超声可显示正常关节的骨骼轮廓以及覆盖于关节面的透明软骨（图1-4-5）。正常情况下滑膜隐窝内可见少量液体。覆盖关节的滑膜组织纤薄、轮廓规则，而关节囊表现为线状高回声。检查者可通过轻微被动或主动关节活动的动态检查定位关节囊。

影像学检查关节病变以X线、CT、MRI、超声等常见，对于诊断关节病变各有优劣。X线及CT在具有特征性骨骼病变和痛风石等症状的检测中效果相对突出，但是对于患者具有辐射性损伤。MRI检查技术在滑膜增

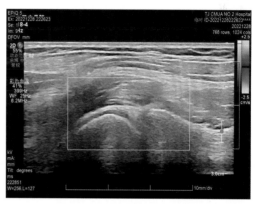

图1-4-5 正常肘关节图像

生、关节腔积液、骨侵蚀以及骨髓水肿等症状的显示中效果突出，但费用较高，短时间内无法多次检查。肌骨超声优势在于可持续复查监测，为痛风患者后期的治疗方案提供重要参考。在诊断骨关节炎早期受损的关节软骨和滑膜病变方面，肌骨超声可作为首选检查方法。它还能显示类风湿关节炎早期的软骨形态、关节腔积液、关节滑膜、骨质表面结构等，用作类风湿关节炎患者的早期诊断和病情评估，同时利用声像图特点，根据跖趾关节骨质侵蚀的边界及外形、关节滑膜增生、痛风石回声情况等鉴别痛风与类风湿关节炎。滑膜炎表现主要包括滑膜增生和积液，前者在声像图上表现为不可压缩的低回声结构，而后者主要表现为可压缩的低无回声结构。骨侵蚀表现为垂直于两个切面均可探及的骨质缺损。能量多普勒血流检测可显示增生滑膜内增多的血流信号以证实血管翳的存在，提示炎症的活动性，并与临床、实验室指标、MRI以及病理学检查有良好相关性。

肌骨超声在关节病变诊治中的重要作用已被临床广泛接受和认可，EULAR/ACR最新指南中将肌骨超声推荐作为类风湿关节炎诊断和疗效评估的影像学手段。目前国际上许

多研究正致力于类风湿关节炎诊断的整体超声评分系统的构建。该方法将超声检测类风湿关节炎，诊断滑膜炎、肌腱腱鞘炎、骨侵蚀及滑膜血流进行半定量分级评分，并在此基础上对多关节病变进行总体上的评分，以达到对类风湿关节炎诊断整体评估的目的。

　　肌骨超声还被用于评价关节脱位，特别适用于婴幼儿患者。肌骨超声可对软骨组织成像，且无放射性损伤，对新生儿发育性髋关节脱位敏感性高，优于X线检查，通过标准切面测量骨顶和软骨顶与髂骨之间的角度将小儿髋关节从正常到脱位分为四型，因此已被广泛应用于6个月以内幼儿的筛查和诊断，可帮助临床诊断、评价疗效及随访观察。

六、神经病变的超声应用

　　外周神经由于其位置较为表浅，内部结构与周边组织差异较大，在声像图上显示较为明显。正常神经超声表现能非常接近地展示其组织学构成。肌骨超声短轴切面上，神经表现为筛网样结构，由高回声背景包埋点状低回声构成；长轴切面上，神经表现为典型的"光缆样"长条状结构，由多条平行的线状低回声构成，代表沿神经长轴走形的神经束。神经声像图表现需要与肌腱鉴别：二者纹理不同，前者无各向异性表现且位置与血管邻近。

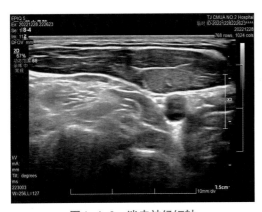

图1-4-6　迷走神经短轴

　　肌骨超声能精确检测的神经病变包括神经卡压症、神经脱位、肿块、神经瘤、解剖变异、先天性和发育性异常和创伤等（图1-4-6）。肌骨超声不仅能证实神经卡压症的存在（神经卡压部位出现压迹；其近心段因压迫后压力增高导致静脉回流障碍和轴突浆流受阻而出现水肿和血流信号增多），而且更重要的是还可发现隐藏的病因，包括骨质增生、炎性水肿的软组织、瘢痕组织、肿瘤等。肌骨超声可清晰显示腕管、肘管、桡管、尺管、跗管以及胸廓出口部神经的卡压。肌骨超声还可通过测量卡压神经横截面积获得定量指标协助诊断。此外，肌骨超声检测证实某些多神经病变神经截面积增加，包括多灶性运动神经病、进行性腓骨肌萎缩、糖尿病、血管炎、肢端肥大症、慢性炎症性脱髓鞘性多发性神经病等；神经截面积缩小则可能发生于肌萎缩性脊髓侧索硬化症的运动神经和带状疱疹后神经痛的感觉神经。

　　超声检查因可同时显示病变外周神经的解剖结构而成为目前其诊断的重要手段（图1-4-7）。一项Meta分析表明肌骨超声诊断腕管综合征的敏感性和特异性较高。虽然有研究认为肌骨超声甚至可作为神经电生理的替代检查手段，但大部分研究仍认为神经传导检查更为精确。

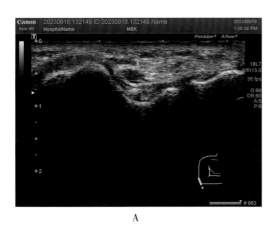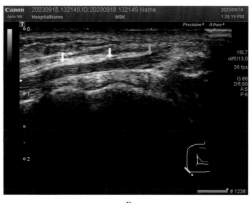

图1-4-7　尺神经（A.尺神经短轴；B.尺神经长轴）

七、介入性肌骨超声

超声在直接可视化肌肉、肌腱、韧带、神经和血管等软组织结构上具有相当的优势，是一种容易获得、普遍适用，可用于各种患者人群的影像引导模式。实时动态影像改善了介入治疗的精确性，能够在患者主动和被动的活动过程中确定目标，直接显示了目标结构的深度和位置，到达目标的最安全路径，同时可实时观察注射针和药液扩散，可以最大程度地提高介入治疗的准确性和有效性。在肌骨系统的介入操作中，超声可以区分各种软组织结构以及实时观察进针过程的能力有助于防止出现神经损伤、血管内注射和气胸等并发症，显著提高了安全性，在介入治疗前能够充分确定个体差异等因素引起的解剖结构异常，以帮助规划介入治疗方案。目前肌骨系统介入操作主要包括积液抽吸、关节腔、肌腱、神经鞘、关节周边组织或肌肉内多种药物的注射以及软组织活检等。由于不需要CT或磁共振（MRI）引导所需的特殊设备、场地、专业人员和操作时间，容易在各种诊疗场所进行操作，大大降低了介入性操作的成本和难度。

通过超声能够在肌肉收缩过程中动态评估肌肉组织，并且对各种肌肉损伤进行引导下经皮介入治疗，超声引导进一步改善了介入治疗的效果。X线下引导梨状肌注射的成功率较低，仅为30%，但超声引导下的注射成功率达到95%，超声引导还降低了意外注射或损伤坐骨神经的风险。超声引导激痛点注射可用于治疗身体不同肌肉内的激痛点，以提高注射的准确性和有效性，并帮助识别和治疗深部肌肉的激痛点。研究发现超声有助于发现激痛点注射时的局部抽搐反应，特别对于深部肌肉，并且有局部抽搐反应的患者比没有局部抽搐反应的患者疼痛缓解更加显著，因此超声引导可能改善了深部肌肉激痛点注射时的治疗效果。肌骨超声对肌肉、肌腱、神经等结构的运动性损伤和慢性劳损性改变非常敏感，很多情况下可结合病史直接做出诊断。这些结构的病变，往往带来局部或相应区域的疼痛，此时的介入性操作主要是针对疼痛的治疗。简单者可仅对症处理，如局部疼痛阻滞注射；也可针对病因，做较为复杂的介入操作。

肌骨系统病变的超声诊断与超声引导下介入治疗密不可分，肌肉骨骼系统疼痛的封闭疗法已经在临床得到广泛应用，常用于保守治疗无效的软组织疼痛，超声引导下实施"封闭注射"位置精准，能规避穿刺损伤其他组织结构。由于局部药物的准确注射，可以在减少药物剂量的同时达到同样的疗效。与触诊引导注射不同，超声引导注射前，还可再次进行超声检查进行病变确认。临床无明确病灶的疼痛，超声还可能发现继发原因而避免"封闭注射"。根据病变的部位、深浅，选择相应长度的注射针，穿刺针尖抵达靶位置后再行注射。

另外，超声对于运动系统液体聚积性病变也相当敏感，如关节积液、腱鞘积液、滑囊积液和滑膜囊肿等。这些液体聚积性病变的病因可能源自慢性运动劳损，也可能继发于类风湿关节炎、痛风等系统性病变，还有可能为感染带来的脓肿。液体聚积、滑膜增生、炎症反应及局部压力增加，都会带来疼痛。在超声引导下能够确定潜在的滑囊间隙和针的位置，滑囊内注射时能够动态观察到滑囊间隙的扩张。腱鞘囊肿通常靠近关节，在腕和足踝关节部位较常见。超声能够定位和确定囊肿内的液体和边界，通过超声引导进行穿刺减压。腘窝囊肿是最常见的关节周围囊性损害之一，可在超声引导下进行抽吸和注射治疗，有利于疼痛和功能障碍的改善。这类液体聚积性病变的介入操作可以集诊断、治疗于一体，穿刺液体抽吸送检既可明确诊断，又可缓解局部症状，抽液后还可进行药物注射，强化治疗效果。

肌骨超声下关节介入的最常见应用包括诊断性和治疗性关节内液体抽吸、诊断性阻滞以及注射药物到关节内以用于治疗目的。系统性综述显示使用超声引导显著改善了两者的准确性和有效性。穿刺技术包括两种：一是实时动态影像监测下可视化操作，可直接观察和引导针尖到达靶组织；二是间接引导，先行超声检查精确测量以确定穿刺点及进针入路与深度，然后术者通过盲穿到达目标。超声实时引导可明显提高穿刺的成功率，特别是在小关节操作中。对于较特殊的具有分隔的复杂性积液，超声引导可避免盲穿易出现的"干抽"现象。在肌腱和韧带有关的注射中，超声的价值更为突出。根据病变和所注射的药物不同，肌骨超声可引导穿刺针尖到达肌腱内或肌腱外。超声引导关节介入对于深部关节以及较小的外周关节尤其有益。

使用高分辨率线性探头，超声有助于确定外周神经，从而引导神经周围注射。虽然超声不易确定位于深部的神经或较小神经，但是根据神经的解剖位置和超声图像所显示的邻近解剖标志有助于精确注射到神经周围。超声引导也可证实注射药液的最佳扩散，即表现为围绕高回声神经的低回声环。精确注射改善了阻滞有效率并使所用药量最小化，减少了不良反应的发生。超声引导下疼痛治疗的靶点，可以为神经末梢支配的终末结构，也可以针对引起疼痛区域的神经或发生病变的神经。较大范围，非单一末梢神经支配范围的疼痛，还可进行神经根部药物注射并追加局部射频治疗。以上这些内容，已经发展为专门的疼痛治疗学，受到相关临床科室的关注。同时，随着超声在肌骨系统的应用普及和微创概念的推进，使得在以往的治疗中需要手术或使用关节镜的疾病，得以使用超声引导下松解术、肌腱末端病针刺与钙化灶捣碎等方式进行。超声引导改善了介入治疗的精确性，超声引导下的神经阻滞技术和动静脉置管是"可视化麻醉"的重要组成部分。目前肌骨超声已逐步应用于腰麻、硬膜外阻滞、外周神经阻滞等临床麻醉操作，可提高成功率和麻醉效果，提高安全性，减少局部麻醉药用量，缩短起效时间，延长阻滞时间和提高患者满意度。

八、新技术的拓展

近年来，多种超声新技术相继被开发并逐渐应用于临床，这些技术在肌骨超声中的应用也不断受到重视和推广。超声造影技术采用与红细胞大小相仿的血池型示踪剂微泡在声场中的非线性效应和所产生的背向散射，获取对比图像，动态观察造影剂对于组织再灌注过程，对低速、低血流量的微循环灌注进行成像与评估。该技术可用于检测骨骼肌局部血流灌注情况，诊断骨骼肌创伤性病变并实时动态监测其治疗进展。对类风湿关节炎滑膜血流灌注情况的评价较传统多普勒血流成像敏感性更高，为类风湿关节炎的早期特异性诊断提供了潜在可能。同时，超声造影也是肌骨系统占位性病变的诊断和炎性疾病的血流灌注评价的重要检查手段。

超声弹性成像是一种评估软组织硬度的超声诊断技术，通过检测外力或超声波作用下组织应变、应变率或剪切波速度等参数来判断组织硬度。临床上应用较广泛的动态弹性成像技术可量化模拟临床"触诊"的作用，通过将传统彩色多普勒超声与声辐射力脉冲成像技术结合起来，可以显著提高肌骨系统疾病的阳性率。现今已被部分用于浅表组织肿瘤良恶性鉴别和肝纤维化评估。有研究表明使用该弹性成像技术对肌肉肌腱组织进行弹性测定，有助于检测某些创伤性及退变性病变。

超高频探头，也称超声生物显微镜，频率可达到 20～50 MHz，在肌骨领域有重要的临床应用价值。该技术可对皮肤及皮下组织的微小结构进行成像，具有宽视野、线性无失真等成像优势，可以引导神经组织靶向穿刺，是临床神经生理学检查的重要补充手段。

由于其独特优势，肌骨超声除了对肌骨系统病变的检测，在正常人体肌骨关节功能研究中也将发挥更加重要的作用。总而言之，肌骨超声作为一种容易获得、可靠易用和相对廉价的影像检查手段，随着临床大规模推广和超声技术的改进与升级，该技术的发展空间也必将更加广阔。

第五节　肌骨超声的比较影像学

对于肌骨系统，传统的影像学检查主要是 X 线、CT 和 MRI，CT、MRI、超声均属断层影像方法，对于肌肉、肌腱、韧带、神经等浅表软组织而言，高频超声的细微分辨力最佳。超声方便、无放射性损伤、实时成像等优势已经在全身各个器官得到了广泛证实，对于这种得天独厚的优势，超声越来越多地应用于肌骨系统疾病的诊断。本章将介绍随着超声分辨率的提高及其新技术的发展，对肌骨系统常用的影像学检查方法进行比较，以便临床医生更好地了解不同检查方法的优势与不足。

一、X线检查

X线检查是骨关节系统的传统检查方法，对骨骼显像具有较大的优势。X线能穿透物质，它的衰减与该物质的原子序数成正比。可观察骨皮质和骨小梁结构，常作为骨关节病变的首选检查方法，可解决多数骨关节病变的诊断需求。虽然X线检查的分辨力最高，但组织对比度差，对于软组织的分辨率不高，很难区分软组织（如肌肉、软骨、韧带、肌腱及液体等密度相似的组织），因此对浅表组织病变的诊断价值有限；但其对于软组织内钙化的显像有独特优势，能清渐显示钙化的范围及与周边组织的关系。

二、CT 检查

CT检查解决了结构重叠问题，已被广泛应用于日常诊疗中，特别适合评估脊柱、骨盆、肩等解剖结构复杂的骨性结构。组织对比度也比X线检查有所提高。CT 对组织密度差异的分辨率要比 X线敏感10~25倍，对比分辨率也优于普通 X线检查，但其空间分辨率稍逊于 X线检查。CT 具有轴面影像和多向重建功能，能良好地显示骨质结构、骨髓腔及其周围软组织情况，病变与邻近组织的空间关系，以及解剖结构复杂的骨关节等；对含有囊液、脂肪和钙化等病变的显示也有重要价值。CT可更好地显示骨折情况，骨折对脑、脊髓等结构的影响；同样对这些部位的骨肿瘤及软组织肿瘤显示比X线检查好，对肿瘤的分级，评估肿瘤对血管神经的侵犯，以及与周围结构的关系有所帮助，这些都对手术治疗有帮助。CT还有助于对肿瘤的疗效观察，但对软组织结构和损伤的诊断效果不理想，如半月板、关节软骨等。

三、MRI 检查

MRI与X线、CT完全不同，它利用人体内氢质子与磁共振特性成像，MRI的信号强度还与所选用的序列有关。MRI也是数字化图像，分辨力与CT相当。但MRI的组织对比度高，尤其对软组织，如肌肉、脂肪、韧带、肌腱、软骨及液体等显示清晰。这些组织的密度差别不大，但它们的T1、T2弛豫时间不同，所以这些组织在MRI上显示清晰。MRI 检查对骨关节系统疾病的诊断价值大且敏感度高，软组织的对比能力佳，其不仅能良好地显示和区分软骨、韧带、肌腱、滑膜、关节囊与骨髓等结构，还可辨认坏死囊性变、出血及较大的钙化。MRI不仅可以显示骨关节周围的解剖结构，还可以显示病变与周围组织的关系。MRI检查主要适用于关节内部结构损伤、肌腱与韧带损伤、骨肿瘤、外伤、脊椎病、关节感染和骨髓病变等。MRI 检查能早期发现急性无移位的不完全性骨折、骨挫伤和应力性骨折，而这些在 X线检查中都难以显示。MRI 检查对骨髓的显示十分敏感，是诊断骨髓病变最为有效的影像学检查方法，其不仅能早期发现细微的骨髓变化，还可明确病变的范围和程度，以及进行治疗后的随访观察。但 MRI的缺点是显示骨结构、钙化和气体等不如X线和CT检查，易受到呼吸、心脏搏动的影响，且检查扫描时间长，对微小病变的显示能力较高频超声检查差。

第六节　超声下不同针具进针操作图谱

超声引导穿刺针进针操作有两种方法：①平面内进针法：在探头长轴切面方向进针且在声束内，操作时针杆和针尖可实时显示，呈平直的条样高回声，可根据靶目标随时调整深度和角度（图1-6-1）。②平面外进针法：垂直于探头长轴进针，这种方法仅能显示经过声束平面的穿刺针，超声上显示为小圆形的强回声（图1-6-2），所以进针过程中需要不断调整探头角度，及时追踪针杆和针尖，以便穿刺针准确到达靶目标。

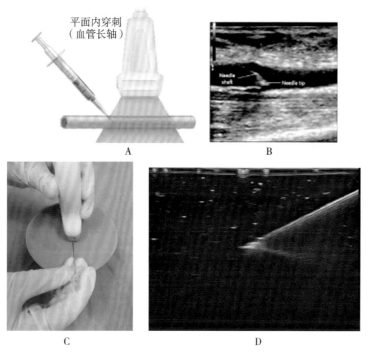

图1-6-1　平面内进针法

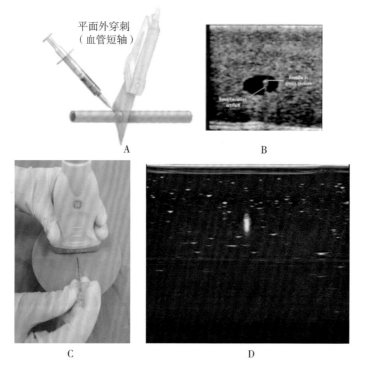

图1-6-2　平面外进针法

第二章 超声下肌骨解剖基础

第一节 超声下关节解剖图谱

一、肩关节

肩关节是球窝关节，也称盂肱关节，由肱骨头和肩胛骨的关节盂构成，肱骨头大而圆，关节盂浅小且平坦，仅能容纳肱骨头的1/4~1/3。肩关节是人体最灵活、运动范围最大的关节，可作屈、伸、收、展、旋内、旋外及环转运动。肩袖包括位于肩关节前方的肩胛下肌、肩关节上面的冈上肌、肩关节后方的冈下肌和小圆肌（图2-1-1）。

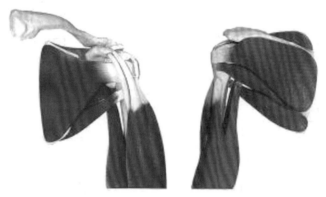

图2-1-1 肩关节解剖示意图

1.肱二头肌长头肌腱

肱二头肌长头肌腱起自肩胛骨盂上结节，通过关节囊（走行在冈上肌腱和肩胛下肌腱之间）向下经肱骨结节间沟。超声探头置于肱骨大、小结节处，短轴切面显示弧形强回声光带为大、小结节的骨皮质，小结节位于内侧，较圆而钝；大结节位于外侧，较尖而突。结节间沟内圆形结构为肱二头肌长头肌腱，呈高回声或低回声，这与探头角度相关，大小结节之间可见线样肱横韧带覆盖在肱二头肌长头肌腱上（图2-1-2）。长轴切面肱二头肌长头肌腱呈带样纤维回声（图2-1-3），为消除各向异性伪像，可采用探

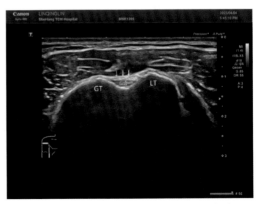

图2-1-2 肱二头肌长头肌腱短轴切面超声图
GT：大结节；LT：小结节；
☆：肱二头肌长头肌腱；↓：肱横韧带

头近端加压、远端轻抬的方法。肱二头肌长头肌腱周围有腱鞘，该腱鞘是盂肱关节滑膜的延伸，正常情况下与盂肱关节腔相通。

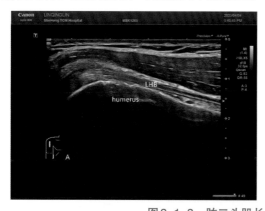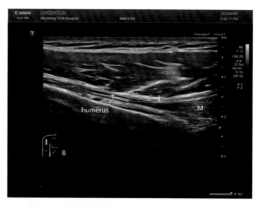

图2-1-3　肱二头肌长头肌腱长轴切面超声图

humerus：肱骨；LHB：肱二头肌长头肌腱；T：肌腱；M：肌腹；↓：肌腱–肌腹连接部

2.肩胛下肌腱

肩胛下肌腱起自于肩胛窝，似三角形，向外上方移行为扁腱而止于肱骨小结节。超声探头置于肱骨小结节内侧，显示肩胛下肌腱长轴切面，上臂外旋位时更易显示（图2-1-4A），同时上臂外旋后内旋，可观察肩胛下肌腱与肩胛骨的喙突是否有撞击。探头旋转90°，短轴切面上显示肩胛下肌腱宽度，注意其内高–低回声间隔为正常超声表现（图2-1-4B），应与肌腱撕裂鉴别。

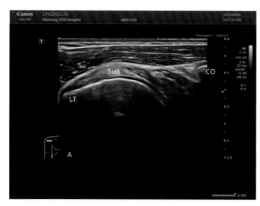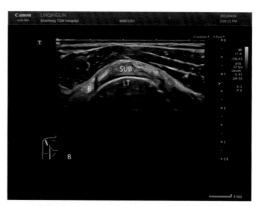

图2-1-4　肩胛下肌腱超声图（图A为长轴切面，图B为短轴切面）

LT：小结节；SUB：肩胛下肌腱；CO：喙突；B：肱二头肌长头肌腱

3.冈上肌腱

检查常采用改良Crass体位，即手部放在髋部（髂嵴），肘部向后，此动作使肩部外旋，便于显示肩袖间隙。探头置于肩部横切，长轴显示肱二头肌长头肌腱关节内部分后，探头向后上方缓慢移动，可见冈上肌腱呈"鸟嘴样"止于肱骨大结节，分为关节面、滑囊面和肱骨大结节止点处，正常冈上肌腱厚约6mm。探头旋转90°，显示冈上肌腱短轴切面，冈上肌腱在肱骨大结节止点处宽约22.5mm。无论是长轴还是短轴检查，超声探头均应来回移动一定范围，以便全面、动态地扫查整个冈上肌腱（图2-1-5）。冈上肌腱和肩胛下肌腱之间可见肩袖间隙，包括肱二头长头肌腱及其浅面的喙肱韧带和前下方的盂肱上韧带。三角肌与冈上肌腱之间有肩峰下-三角肌下滑囊，为两层高回声之间的线样低回声，正常滑囊及滑囊周围脂肪厚约2mm，肩峰下-三角肌下滑囊较宽大，向下延伸超过大结节，滑囊积液时显示较明显。

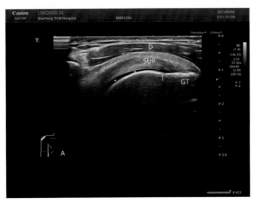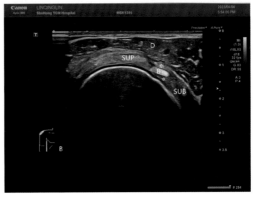

图2-1-5 冈上肌腱超声图（图A长轴切面、图B短轴切面）

A. GT：肱骨大结节；SUP：冈上肌腱；D：三角肌；*：关节透明软骨；▽：肩峰下-三角肌下滑囊；
↑：解剖颈；B. ✳：喙肱韧带；*：盂肱上韧带

4.冈下肌腱和小圆肌腱

冈下肌位于肩胛冈下方，冈下肌下方是小圆肌，冈下肌较大，小圆肌较小，冈上肌腱和小圆肌腱均止于肱骨大结节后面。患者手放置对侧肩部，超声探头横置于盂肱关节后方，找到肩胛骨的肩胛冈与肱骨大结节，其下方肌腱为冈下肌腱，冈下肌腱下方为小圆肌腱（图2-1-6）。

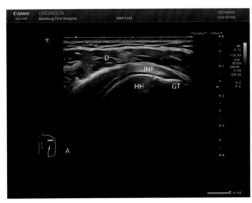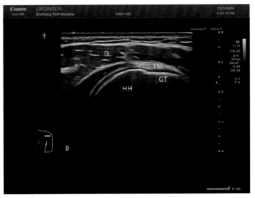

图2-1-6 冈下肌腱和小圆肌腱超声图（图A冈下肌腱长轴切面、图B小圆肌腱长轴切面）

HH：肱骨；GT：大结节；INF：冈下肌腱；D：三角肌；TM：小圆肌腱

5.后盂唇

受检手放置对侧肩部，超声探头在肩后部横向扫查。肩关节后方的肱骨头和肩胛盂为强回声伴声影，它们之间的三角形高回声结构是后盂唇（图2-1-7A）。肩胛切迹内有肩胛上动脉、静脉、神经通过，此切面可观察后盂唇的撕裂和是否继发盂唇囊肿。

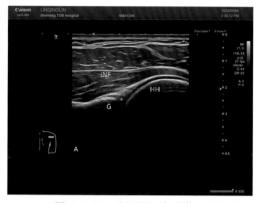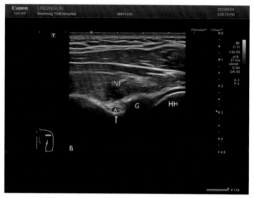

图2-1-7　后盂唇和肩关节后方超声图（图A后盂唇切面、图B肩关节后方切面）

HH：肱骨；INF：冈下肌腱；G：肩胛盂；*：后盂唇；↑：肩胛切迹；A：肩胛上动脉

6.盂肱关节腋下隐窝

盂肱关节腋下隐窝是超声判断冻结肩的重要切面。上肢上举，超声探头置于腋下，显示肱骨头长轴切面，观察腋下滑囊厚度，正常厚度不超过4mm。冻结肩患者往往上肢外展和上举动作受限，腋下隐窝检查长轴切面难以完成，此时可将探头横置腋下短轴显示腋下隐窝的滑膜增厚程度，亦可结合肩袖间隙情况综合评估（图2-1-8）。

7.肩锁关节

超声探头置于锁骨远端，斜冠状位显示肩锁关节。肩锁关节间隙内可见楔形的纤维软骨盘呈高回声，关节囊呈低回声。肩锁关节间隙正常宽3~5mm（图2-1-9）。

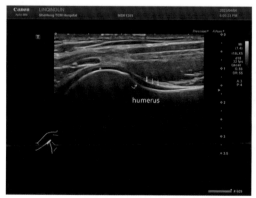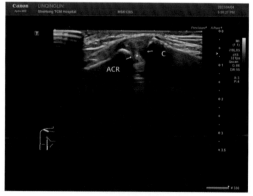

图2-1-8　盂肱关节腋下隐窝切面超声图

humerus：肱骨；*：关节软骨；↑：腋下隐窝

图2-1-9　肩锁关节超声图

ACR：肩峰；C：锁骨；↗：关节间隙；

*：纤维软骨盘；▽：关节囊

8.喙肩韧带

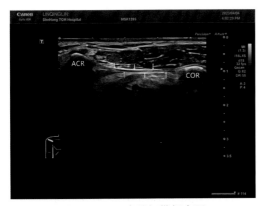

图2-1-10　喙肱韧带超声图

ACR：肩峰；COR：喙突；.↓↑：喙肩韧带

肩胛骨的喙突和肩峰之间有喙肩韧带，与肩峰、喙突共同构成喙肩弓。超声显示为薄层条索样纤维结构（图2-1-10）。

二、肘关节

肘关节由肱骨下端、桡骨上端、尺骨上端构成，包括：肱桡关节（肱骨小头和桡骨关节凹构成）、肱尺关节（肱骨滑车和尺骨滑车构成）和桡尺近侧关节（桡骨环状关节面和尺骨桡切迹构成），共同位于一个关节囊内。关节囊前后壁较薄，内外侧壁较厚，并有尺侧副韧带和桡侧副韧带加强，环状韧带包绕桡骨头。肘关节有鹰嘴隐窝、冠状隐窝和环状隐窝。鹰嘴滑囊位于肘后皮下与尺骨鹰嘴突之间。肱二头肌远端和桡骨粗隆之间有肱二头肌桡骨滑囊（图2-1-11）。

（一）前部

1.肘关节前部横断面

肘关节伸直，前臂旋后，超声探头在肘前部横切，显示肱骨下端骨皮质呈波浪状强回声（肱骨小头位于桡侧，约占1/3，肱骨滑车位于尺侧，约占2/3），其表面窄条带状低回声为软骨。覆盖在关节软表面的线样强回声为前关节囊。肱肌呈三角形位于关节囊前方。肱肌浅面居中可见肱二头远侧肌腱短轴。肱二头远侧肌腱偏内侧可见搏动的肱动脉和正中神经。肱肌与肱桡肌之间筛网状结构是桡神经（图2-1-12）。

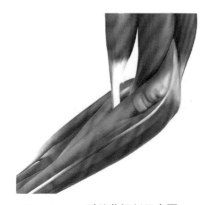

图2-1-11　肘关节解剖示意图

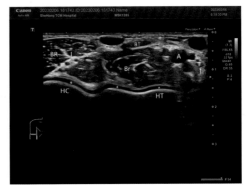

图2-1-12　肘关节前部横断面超声图

HC：肱骨小头；HT：肱骨滑车；Br：肱肌；

BR：肱桡肌；A：肱动脉；BT：肱二头肌腱；

*：关节软骨；↓：桡神经；↑：正中神经；▽：关节囊

2.肘关节前方尺侧纵断面

超声探头于肘前尺侧纵切，显示肱尺关节，肱骨远端前面内侧可见凹形，为冠突窝，其前面有呈三角形高回声的脂肪垫，位于肱肌深面（图2-1-13）。

3.肘关节前方桡侧纵断面

超声探头于肘前桡侧纵切，显示肱桡关节，肱骨远端前面外侧可见小凹形，为桡窝，其前面有较小的高回声的脂肪垫，位于肱肌深面（图2-1-14）。

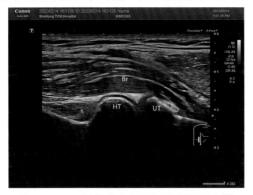

图2-1-13 肘关节前部尺侧纵断面超声图

Br：肱肌；HT：肱骨滑车；UT：尺骨滑车；

*：脂肪垫；△：肱骨冠状窝；▽：肱尺关节

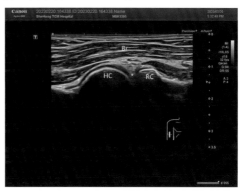

图2-1-14 肘关节前部桡侧纵断面超声图

Br：肱肌；HC：肱骨小头；RC：桡骨小头；

*：肱桡关节

4.肱二头肌肌腱长轴切面

肱二头肌远端肌腱走行由浅至深止于桡骨粗隆（图2-1-15），采用声束偏转或探头近端加压远端轻触的方法可消除肌腱的各向异性伪像。肱二头肌远端肌腱近桡骨粗隆处周围有潜在的肱桡滑囊，正常情况下超声难以显示。肘部屈曲，手腕旋前旋后时动态扫查肱二头肌远端肌腱，可以鉴别肌腱撕裂的程度，此切面可见旋后肌围绕桡骨颈（图2-1-16）。

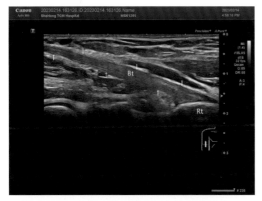

图2-1-15 肱二头肌远端肌腱长轴切面
超声图（矢状面）

Bt：肱二头肌腱远端（↓↑）；Rt：桡骨粗隆

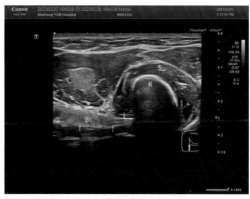

图2-1-16 肱二头肌远端肌腱长轴切面超声图
（外侧面）

Bt：肱二头肌腱远端（↓↑）；S：旋后肌；R：桡骨颈

（二）内侧

肘关节轻度屈曲，超声探头纵切置于肱骨内上髁处，显示旋前圆肌、桡侧腕屈肌、掌长肌、尺侧腕屈肌和指浅屈肌共同以屈肌总腱起自肱骨内上髁。屈肌总腱呈纤维状高回声，附着于肱骨内上髁，其深层为尺侧副韧带前束，多因各向异性呈低回声（图2-1-17）。

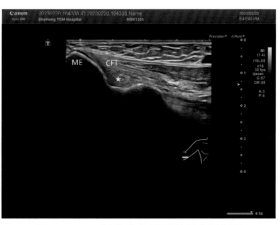

图2-1-17 肘关节内侧屈肌总腱超声图

ME：肱骨内上髁；CFT：屈肌总腱；★：尺侧副韧带

（三）外侧

肘关节屈曲90°，前臂内旋，呈"祈祷位"，超声探头纵切置于肱骨外上髁处，显示桡侧腕长伸肌、桡侧腕短伸肌、指伸肌、小指伸肌和尺侧腕伸肌共同以伸肌总腱起自于肱骨外上髁。伸肌总腱呈纤维状高回声，形似"鸟嘴"，附着于肱骨外上髁，伸肌腱相互交织，超声不能分辨单根肌腱。伸肌总腱的深面为桡侧副韧带，注意观察外上髁骨面有时可见一骨嵴将两者分开，且两者走行方向略有不同，可借此帮助识别伸肌总腱与桡侧副韧带。桡骨头表面覆盖有条索样高回声的环状韧带（图2-1-18），前臂旋前和旋后时，超声可显示恒定的环状韧带和运动的桡骨头，同时动态扫查桡骨头以排除骨折。

（四）后方

肘关节屈曲90°，超声探头置于肘后，可适当多涂耦合剂使显示更为容易。鹰嘴窝为肱骨下端近肘关节处的骨性凹陷，深而宽，该处脂肪垫呈高回声。肱三头肌腱呈纤维状高回声附着于尺骨鹰嘴上（图2-1-19），肱三头肌腱浅层为肱三头肌的长头和外侧肌腱，深层为肱三头肌的短头肌腱，和股四头肌腱类似。老年人肱三头肌腱松弛可呈波浪状。尺骨鹰嘴处（伸直位）皮下有潜在的尺骨鹰嘴滑囊，正常情况下不显示，当滑囊积液时，超声轻放勿加压，可显示囊内无回声暗区。

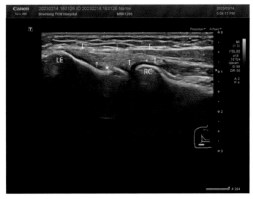

图2-1-18 肘关节外侧伸肌总腱超声图

LE：肱骨外上髁；RC：桡骨小头；↓↑：伸肌总腱；

★：桡侧副韧带；*：环状韧带

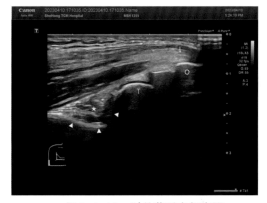

图2-1-19 肘关节后方超声图

O：鹰嘴；T：滑车；▲：鹰嘴窝；★：脂肪垫；

↓：肱三头肌肌腱

三、手腕部

手腕部关节包括桡腕关节、腕骨间关节、腕掌关节、掌骨间关节、掌指关节、指间关节。腕关节包括桡腕关节、远端尺桡关节、腕骨间关节，这三个关节一般情况下互不相同。腕部掌侧有9条屈肌腱及其腱鞘，背侧有9条伸肌腱及其腱鞘。

（一）腕部背侧

1.伸肌腱

腕部背侧伸肌支持带向深面发出分隔，形成6个骨纤维管，有9根肌腱从其中穿过（图2-1-20），它们是（从桡侧到尺侧）：第一腔室位于桡骨茎突处，内有拇长展肌腱（靠近掌侧）和拇短伸肌腱（靠近背侧），应当注意该处解剖变异（分隔和副肌腱）的临床意义。第二腔室位于桡骨远端背侧Lister结节的桡侧，内有桡侧腕长伸肌腱（桡侧）和桡侧腕短伸肌腱（尺侧）。第三腔室位于Lister结节的尺侧，内有较薄的拇长伸肌腱。第四腔室及第五腔室位于腕背中间，第四腔室内有指伸总肌腱和示指伸肌腱，第五腔室内有小指伸肌腱。第六腔室位于尺骨茎突凹陷处，内有尺侧腕伸肌腱（图2-1-21）。超声探头置于手腕背侧依次显示各个肌腱，可交替屈伸不同手指来识别这些肌腱，同时应长轴切面检查伸肌腱。

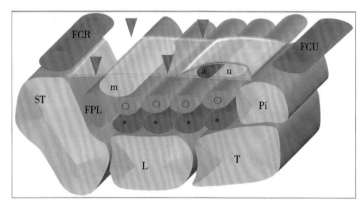

图2-2-20　腕部背侧伸肌腱结构示意图

2.舟月韧带

手部向尺侧偏斜，超声探头由桡骨Lister结节向远端横切扫查，较易显示舟月韧带，位于舟骨和月骨之间，呈三角形纤维状高回声，是腕部重要的内在韧带（图2-1-22）。

3.腕关节背侧隐窝

超声探头放置手腕背侧，长轴显示桡骨、月骨、头状骨、掌骨，由近端向远端分别为桡腕关节、腕骨间关节和腕掌关节，需仔细观察关节内是否有积液及滑膜增厚（图2-1-23）。

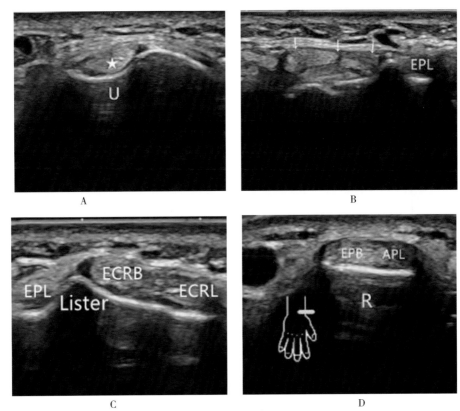

A

B

C

D

图2-1-21 腕部背侧伸肌腱短轴超声图

APL：拇长展肌腱；EPB：拇短伸肌腱；ECRL：桡侧腕长伸肌腱；ECRB：桡侧腕短伸肌腱；
EPL：拇长伸肌腱；↓：指总伸肌腱；*：小指伸肌腱；★：尺侧腕伸肌腱；U：尺骨；R：桡骨

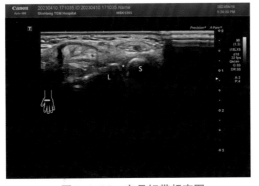

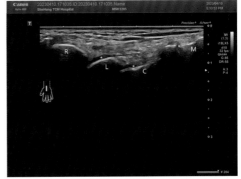

图2-1-22 舟月韧带超声图

S：手舟骨；L：月骨；*：舟月韧带

图2-1-23 腕关节背侧超声图

R：桡骨；L：月骨；C：头状骨；M：掌骨；
*：桡腕关节、腕骨间关节和腕掌关节

（二）腕部掌侧

超声探头放置于腕部掌侧腕横纹处，显示腕管内结构，近端腕管以腕横韧带为顶，呈细线样低回声。两侧以舟状骨（桡侧）和豌豆骨（尺侧）为界，呈弧形强回声，月骨和三角骨为底。近端腕管内有指浅、指深屈肌腱、拇长屈肌腱（共9根肌腱）和正中神经通过，微调探头，屈肌腱显示高回声团，中正神经为筛网状结构。Guyon管内可见尺动脉和尺神经。远端腕管两侧以大多角骨（桡侧）和钩骨（尺侧）为界（图2-1-24）。

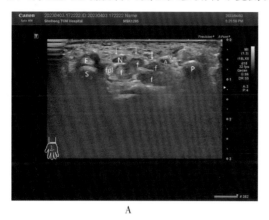
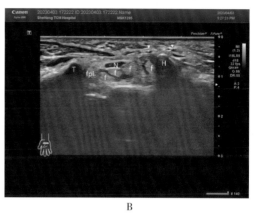

A　　　　　　　　　　　　　　　　　B

图2-1-24　腕管横切面超声图（短轴）

S：舟状骨；P：豌豆骨；F：桡侧腕屈肌腱；↓：屈肌支持带；N：中正神经；fpl：拇长屈肌腱；

f：指屈肌腱；▽：Guyon管；A：尺动脉；n：尺神经；T：大多角骨；H：钩骨；▼：尺神经浅深支

（三）手指背侧

指伸肌腱较薄且位置较浅，扫查时应多涂耦合剂或使用较高频率的探头。中央束止于中节指骨底，两条侧束止于远节指骨底（图2-1-25），同时观察关节囊有无滑膜增生和积液。

（四）手指掌侧

超声探头由手掌向指尖滑动，包括长轴和短轴切面。指浅屈肌腱在手掌部时位于指深屈肌腱浅面，逐渐分成两束在指深屈肌腱两侧和深面向远端走行止于远节指骨底。指深屈肌腱止于中节指骨。滑车系统固定屈肌腱（图2-1-26）。

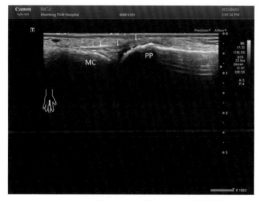
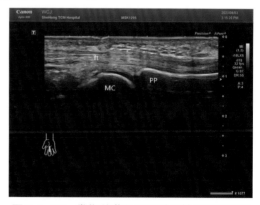

图2-1-25　掌指关节处伸肌腱长轴切面超声图

MC：掌骨；PP：近节指骨；

↓：指伸肌腱；*：关节软骨

图2-1-26　掌指关节处屈肌腱长轴切面超声图

MC：掌骨；PP：近节指骨；ft：指屈肌腱；

*：A1环状滑车

四、髋关节

髋关节由股骨头和内凹的髋臼组成，为球窝关节（图2-1-27）。股骨头表面覆盖有透明软骨，髋臼周边附着纤维软骨构成髋臼唇。髋关节具有行走和承重的功能。髋关节周围肌肉、韧带、滑囊较多，颇为复杂。髋前部肌肉有髂腰肌、缝匠肌、股四头肌，髋内侧肌肉有股薄肌和内收肌群，髋外侧肌肉有阔筋膜张肌，髋后部肌肉主要有臀大肌、臀中肌、臀小肌、腘绳肌、上孖肌、闭孔内肌、下孖肌、股方肌等。髋关节周围主要的滑囊有髂腰肌滑囊、大转子周围滑囊、坐骨结节滑囊。髋关节的关节囊周围有多条韧带，主要有髂股韧带、耻股韧带、坐股韧带。

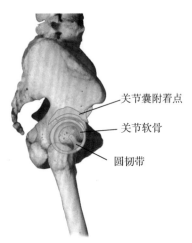

关节囊附着点

关节软骨

圆韧带

图2-1-27　髋关节解剖

（一）髋关节前部

1.髋关节前隐窝

患者仰卧位，超声探头置于股骨颈，长轴显示髋关节前隐窝。股骨颈骨皮质为强回声，其前面与髂腰肌深筋膜之间的低回声的髋关节前隐窝，正常厚度为4~6mm，包括髂股韧带、前后关节囊和滑膜。髋关节前隐窝内可有少许生理性积液。前上盂唇为三角形高回声（图2-1-28）。

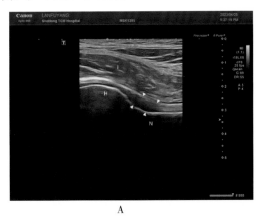

A

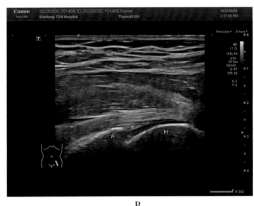

B

图2-1-28　髋关节前面长轴超声图

H：股骨头；N：股骨颈；▼：髋关节前隐窝；I：髂腰肌；*：前上髋臼唇；A：髋臼

2.髂腰肌

髂腰肌经腹股沟韧带深方出盆腔，探头平行于腹股沟韧带向下，可显示髂腰肌及肌腱短轴（图2-1-29A），其肌腱位于髂腰肌肌腹的后部，呈高回声。探头旋转约90°可见髂腰肌肌腱止于股骨小转子（图2-1-29B）。髂腰肌肌腱可发生弹响，应行动态扫查。髂腰肌腱和髋前关节囊之间有髂腰肌滑囊，正常超声不显示。

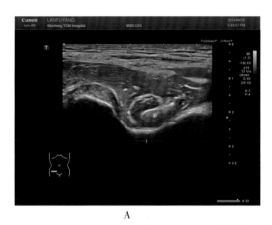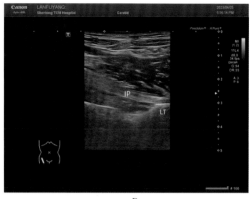

图2-1-29　髂腰肌超声图（图A短轴、图B长轴）

I：髂骨；IP：髂腰肌肌腱；LT：股骨小转子

3.股直肌

股直肌肌腱分直头和斜头，分别起自髂前下棘和髋臼顶（图2-1-30A），超声探头于髂前下棘处长轴切面显示直头为紧邻髂前下棘的纤维条带状结构，探头稍向外侧倾斜可显示斜头，斜头因各向异性伪像而呈低回声（图2-1-30B）。短轴切面可见股直肌腱附着于髂前下棘（图2-1-30C），继续向下横切面显示，股直肌直头肌腱逐渐移行为股直肌浅层腱膜，为单羽状结构，斜头移行为股直肌中央腱（图2-1-30D），为双羽状结构。

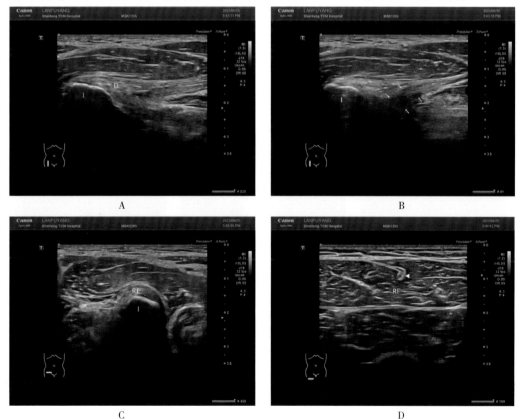

图2-1-30　髋关节前面超声图

I：髂前下棘；D：股直肌直头；↓：股直肌斜头；RE：股直肌肌腱；▼：股直肌中央腱

（二）髋关节后区

　　腘绳肌腱起自坐骨结节，由股二头肌长头肌腱、半腱肌腱和半膜肌腱构成。超声探头横置于臀部坐骨结节处，显示坐骨结节为强回声，其外侧腘绳肌腱为高回声（图2-1-31A、B），此处不能区分组成腘绳肌腱的三个肌腱，探头向远端移动，于臀纹处横切面可见由股二头肌长头-半腱肌形成的联合腱、半膜肌腱、坐骨神经组成的三角形结构（图2-1-31C）。

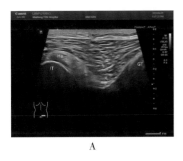 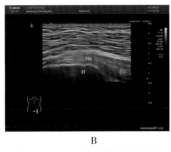 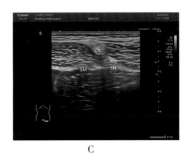

A　　　　　　　　　　B　　　　　　　　　　C

图2-1-31　腘绳肌腱超声图

IT：坐骨结节；Ha：腘绳肌腱；GT：股骨大转子；SM：半膜肌腱；CT：联合腱；SN：坐骨神经

（三）髋关节外侧

　　超声探头横置于股骨大转子处，短轴显示臀肌腱。超声可见股骨大转子有一骨突，其前为前骨面，其外为外侧骨面。臀小肌肌腱止于前骨面，臀中肌止于外侧骨面和后上骨（图2-1-32A）。超声长轴切面显示臀下肌腱和臀中肌腱（图2-1-32B、C）。臀大肌止于股骨后面的臀肌粗隆。臀大肌浅面可见高回声带状髂胫束，该处易发生弹性，应不同体位动态超声检查。臀小肌腱、臀中肌腱、臀大肌腱与股骨大转子间存在相应的滑囊，正常情况下无积液，超声无法显示。

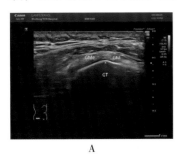 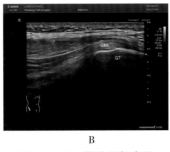 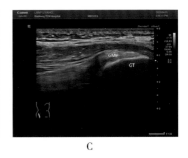

A　　　　　　　　　　B　　　　　　　　　　C

图2-1-32　臀外侧超声图

GT：股骨大转子；*：骨突；GMi：臀小肌腱；GMe：臀中肌腱

（四）髋关节内侧

　　髋关节外旋、外展，超声探头横置于髋内侧。超声显示股血管的内侧或深面为耻骨肌，耻骨肌内侧有内收肌群，由浅至深分别为长收肌、短收肌、大收肌，简称口诀为

"长－短－大"（图2-1-33）。超声探头短轴切面上下移动检查内收肌群后应长轴切面扫查追踪至耻骨止点处。

五、膝关节

膝关节由股骨下端、胫骨上端和髌骨构成（图2-1-34）。膝关节肌腱主要有股四头肌腱、鹅足肌腱、半膜肌腱、股二头肌腱、髂胫束等。膝关节囊薄而松弛，周围有韧带加固，如髌韧带、胫侧副韧带、腓侧副韧带、交叉韧带等。膝关节主要的滑

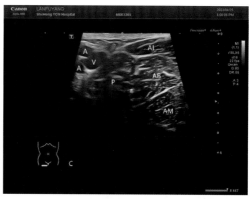

图2-1-33 髋内侧内收肌短轴超声图

A：股动脉；V：股静脉；AL：长收肌；AB：短收肌；AM：大收肌

囊有髌上囊、髌前滑囊、髌下浅囊、髌下深囊、鹅足囊、半膜肌腱－腓肠肌内侧头滑囊等。

（一）膝关节前区

1.股四头肌腱、髌上囊

膝关节轻度屈曲20~30°，超声探头于膝关节前上部纵切，显示股四头肌止于髌骨上缘，其浅层为股直肌腱、中层为股内侧肌腱和股外侧肌腱、深层为股中间肌腱。股四头肌腱深方是髌上囊，其前方有股四头肌腱后脂肪垫，后方有股骨前脂肪垫（图2-1-35）。检查过程中，超声探头需内外（长轴切面）、上下（短轴切面）移动，全面扫查股四头肌腱和髌上囊。

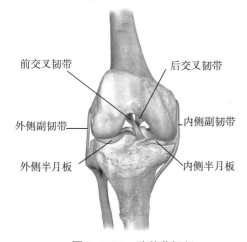

前交叉韧带　　后交叉韧带

外侧副韧带　　内侧副韧带

外侧半月板　　内侧半月板

图2-1-34 膝关节解剖

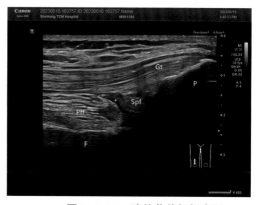

图2-1-35 膝关节前部超声图

Gt：股四头肌腱；F：股骨；P：髌骨；Pff：股骨前脂肪垫；Spf：股四头肌腱后脂肪垫；*：髌上囊

2.髌韧带

膝关节轻度屈曲30~45°，超声探头置于膝下中正长轴显示髌韧带起自于股四头肌腱中央部，越过髌骨向下止于胫骨粗隆。髌韧带短轴切面显示其扁平且较宽。髌韧带起止点是疾病好发部，应重点关注。扫查髌骨时应注意其是否有骨折，且与髌骨的解剖学变异鉴

别。髌前滑囊位于髌骨下段和髌韧带上段与皮下之间，髌韧带远端浅面有髌下浅囊，髌韧带远端与胫骨之间是髌下深囊。髌韧带深方可见Hfp：Hoffa脂肪垫（图2-1-36）。

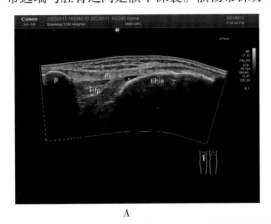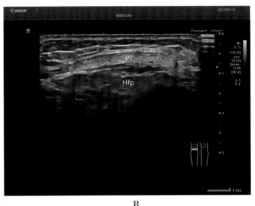

图2-1-36　髌韧带超声图（图A长轴，图B短轴）

P：髌骨；tibia：胫骨；PT：髌韧带；Hfp：Hoffa脂肪垫；*：髌下深囊

3.关节软骨

膝关节最大屈曲位，短轴显示股骨滑车处覆盖透明软骨，超声显示为低回声带（图2-1-37），其平均厚度1.8~2.5mm。痛风时透明软骨表面呈强回声，为尿酸盐结晶沉积，透明软骨内的高回声考虑焦磷酸钙沉积。透明软骨浅面是关节腔。

（二）膝关节外侧

1.髂胫束

膝关节伸直、小腿内旋，超声探头置于膝前中正，显示髌韧带长轴后向外侧移动探头，可见髂胫束止于胫骨的Gerdy结节，为高回声的纤维状结构（图2-1-38）。疑髂胫束综合征时应注意检查髂胫束和股骨外侧髁之间的滑囊。

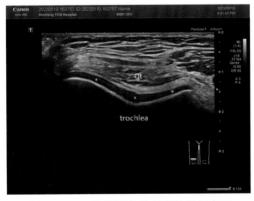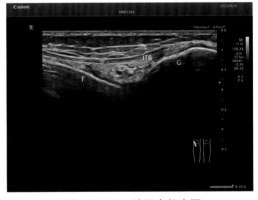

图2-1-37　股骨滑车处关节软骨超声图

Qt：股四头肌腱；trochlea：股骨滑车；*：滑车软骨

图2-1-38　髂胫束超声图

F：股骨；G：胫骨Gerdy结节；ITB：髂胫束

2.腓侧副韧带、腘肌腱

超声探头下端放置于腓骨头，上端指向股骨外侧髁，连续向上扫查可见腓侧副韧带为纤维状高回声，连于股骨外侧髁至腓骨头外侧面，厚3~4mm，其近端深面可见腘肌腱，位于肱骨外侧髁的腘肌腱沟（图2-1-39）。

3. 股二头肌腱

根据股二头肌腱止于腓骨头，上段偏后的特点，超声探头下端置于腓骨头，上端偏向股后方显示股二头肌腱。髂胫束、腓侧副韧带、股二头肌腱呈"N"分布，扫查时注意探头位置（图2-1-40）。

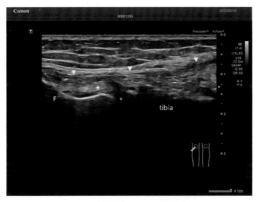

图2-1-39　腓侧副韧带及腘肌腱超声图
F：股骨；tibia：胫骨；▼：腓侧副韧带；★：腘肌腱；
*：外侧半月板

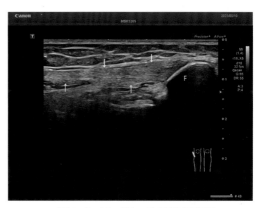

图2-1-40　股二头肌腱超声图
F：腓骨头；↓↑：股二头肌腱

（三）膝关节内侧

1. 胫侧副韧带

膝关节伸直、小腿外旋，超声探头置于膝内侧，显示胫侧副韧带。胫侧副韧带分浅层和深层，浅层连于股骨内侧髁与胫骨近段，深层为半月板-股骨韧带和半月板-胫骨韧带，中间为低回声的脂肪组织或内侧副韧带滑囊。膝关节扭伤时胫侧副韧带易损伤，应注意仔细扫查半月板-股骨韧带。股骨胫骨之间三角形高回声是半月板，是纤维软骨（图2-1-41），超声可见显示半月板囊肿，屈膝时较为突出，但超声检查半月板具有局限性。

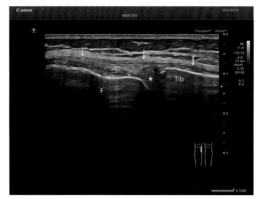

图2-1-41　胫侧副韧带超声图
F：股骨内上髁；Tib：胫骨外侧髁；↓：胫侧副韧带
浅层；*：半月板-股骨韧带；○：半月板-胫骨韧
带；★：内侧半月板

2. 鹅足肌腱

鹅足肌腱由缝匠肌、半腱肌及股薄肌共同组成。超声显示胫侧副韧带后，探头沿该韧带下移至膝关节内下4~5cm，在其止点处浅层寻找到呈椭圆形的低回声为鹅足肌腱短轴图像（图2-1-42A），其周围有鹅足肌腱滑囊，超声探头转为斜横切可在长轴显示鹅足肌腱的每根肌腱（图2-1-42B）。

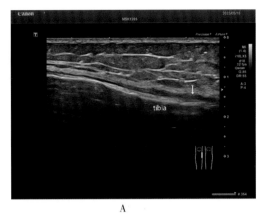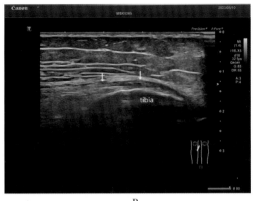

A　　　　　　　　　　　　　B

图2-1-42　鹅足肌腱超声图（图A短轴、图B长轴）

tibia：胫骨；↓：鹅足腱

（四）膝关节后区

超声探头横置于膝后中部内侧，找到股骨内侧髁，其显示腓肠肌内侧头、半膜肌腱、半腱肌腱。在腓肠肌内侧头与半膜肌腱之间有一个潜在滑囊，称为腓肠肌内侧头-半膜肌腱滑囊，积液时称Baker囊肿，当囊肿破裂囊液溢出时，应当注意与静脉血栓相鉴别（图2-1-43）。

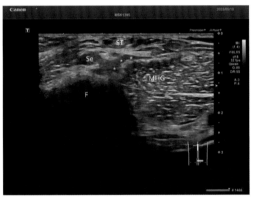

图2-1-43　腓肠肌内侧头-半膜肌腱滑囊超声图

F：股骨内上髁；MHG：腓肠肌内侧头；Se：半膜肌腱；ST：半腱肌腱；*：腓肠肌内侧头-半膜肌腱滑囊

六、足踝部

踝关节由胫、腓骨的下端与距骨滑车构成（图2-1-44）。踝关节周围有较多肌腱，前部有胫前肌腱、踇长伸肌腱、趾长伸肌腱，后方有跟腱和趾肌腱，内侧有胫骨后肌腱、踇长屈肌腱、趾长屈肌腱，外侧有腓骨长、短肌腱。踝关节有跟骨后滑囊和跟腱后滑囊。踝关节两侧有韧带加强，内侧有三角韧带，外侧有距腓前、后韧带和跟腓韧带。踝关节扭伤多发生在跖屈情况下，外侧损伤常见。

（一）踝前部

1.踝关节前隐窝

超声探头置于踝前胫距关节矢状位观察，可显示踝关节前隐窝（图2-1-45）。

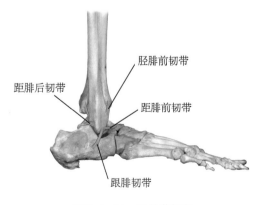

胫腓前韧带

距腓后韧带

距腓前韧带

跟腓韧带

图2-1-44　踝关节解剖

距骨表面条样低回声是关节软骨，软骨位置提示踝关节前隐窝的范围，踝关节积液时可在此观察。踝关节前隐窝浅面可见高回声的脂肪垫。

2.踝前部伸肌腱

超声探头横置于踝前，显示踝前部伸肌腱，从内向外分别是胫骨前肌腱、踇长伸肌腱、趾长伸肌腱。胫骨前肌腱较粗大，踇长伸肌腱肌腹位置较低，趾长伸肌腱其远端分成4根肌腱，分布至2~5趾。趾长伸肌腱外侧有时可见第三腓骨肌腱。伸肌腱的支持带超声可以显示，但伸肌腱的腱鞘超声不能显示。踇长伸肌腱深面可见足背动脉和腓深神经（图2-1-46）。足背动脉的搏动性在实时超声上容易辨识，以此定位，其旁呈筛网状结构为腓深神经。

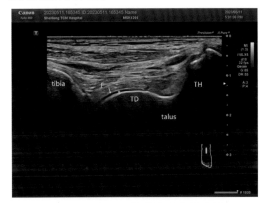

图2-1-45　踝关节前隐窝超声图

tibia：胫骨；talus：距骨；TD：距骨顶；

TH：距骨颈；*：关节透明软骨；

↓：关节前隐窝（关节透明软骨的浅面）；

F：脂肪垫

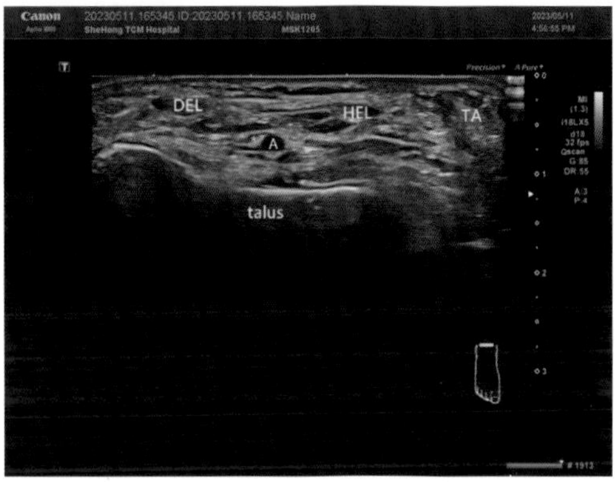

图2-1-46　踝前部横切面超声图

TA：胫骨前肌腱；HEL：踇长伸肌腱；

DEL：趾长伸肌腱；A：足背动脉；*：腓深神

经；talus：距骨

（二）踝内侧

1.踝管

小腿外旋，超声探头横置于内踝，可显示踝管内结构有胫骨后肌腱、趾长屈肌腱、踇长屈肌腱、胫后动静脉和神经（图2-1-47）。胫骨后肌腱较粗大，直径4~6mm，约为趾长屈肌腱的两倍，紧邻内踝下方走行，需注意观察其足舟骨附着点的副舟状骨。胫骨后肌腱外侧为趾长屈肌腱，较细，在载距突的浅表走行。踝管内最外侧的一根屈肌腱是踇长屈肌腱，其位置较深，向下走行于跟骨载距突下方。

2.三角韧带复合体

超声探头冠状位扫查踝内侧三角韧

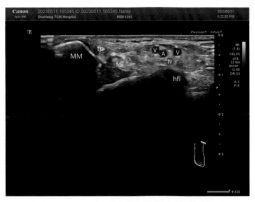

图2-1-47　踝内侧踝管横切面超声图

MM：内踝；tp：胫骨后肌腱；fdl：趾长屈肌腱；

hfl：踇长屈肌腱；A：胫后动脉；V：胫后静脉；

N：胫神经

带，由后向前可分别为胫距部、胫跟部、胫舟部。胫距后韧带连于胫骨和距骨，较厚，分为深、浅两层。胫跟部为胫骨和跟骨载距突之间的韧带，是三角韧带的浅层。胫舟部是胫骨和足舟骨之间的韧带（图2-1-48）。三角韧带较厚，一般不易损伤，常见损伤是三角韧带部分撕裂。

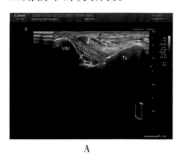 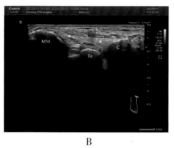 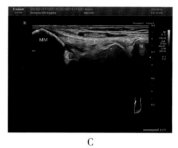

图2-1-48　踝内侧三角韧带超声图（图A胫距部、图B胫跟部、图C胫舟部）

MM：内踝；Ta：距骨；↓：三角韧带胫距部；C：跟骨载距突；★：三角韧带胫跟部；

*：三角韧带胫舟部；N：足舟骨

（三）踝外侧

1.距腓前韧带

超声探头平放至腓骨前外侧，显示距腓前韧带为连接腓骨尖和距骨间的低回声纤维带，是维持外踝稳定性的重要韧带，踝关节扭伤时（内翻）易损伤（图2-1-49）。

2.腓骨长肌腱、腓骨短肌腱

腓骨肌腱在外踝处弯曲弧形走行，检查时探头需不断变换位置。在踝上区，腓骨短肌腱走行于腓骨长肌腱内侧。在踝下区，跟骨的腓骨结节上方走行的是腓骨长肌腱，下方走行的是腓骨短肌腱（图2-1-50）。

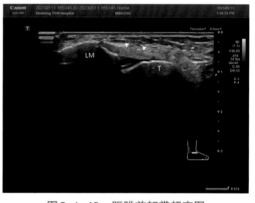

图2-1-49　距腓前韧带超声图

LM：外踝；T：距骨；▼：距腓前韧带

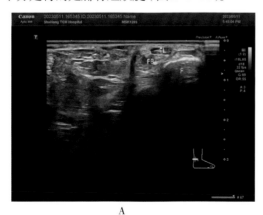 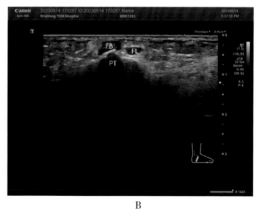

图2-1-50　腓骨长、短肌腱短轴超声图

F：腓骨；FL：腓骨长肌腱；FB：腓骨短肌腱；PT：跟骨的腓骨结节

3.跟腓韧带

外踝中部、腓骨肌腱的深面可见跟腓韧带呈索条状纤维结构，其凹状走行使超声显示困难，可采用足背屈韧带拉直而易显示（图2-1-51）。

（四）踝后部

腓肠肌的肌腱和比目鱼肌肌腱合成粗大的跟腱，止于跟骨。跟腱是人体最厚、最长的肌腱，长12~15cm。跟腱无腱鞘。跟腱周围有跟骨后滑囊和跟腱后滑囊（图2-1-52）。跟腱前方有脂肪垫。跟腱内侧有时可见跖肌腱。

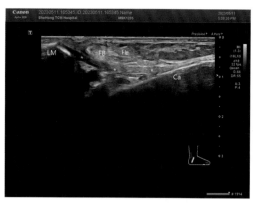

图2-1-51　跟腓韧带超声图

LM：外踝；Ca：跟骨；*：跟腓韧带；FL：腓骨长肌腱；FB：腓骨短肌腱

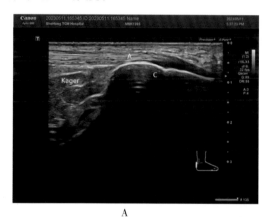

A

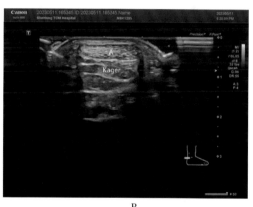

B

图2-1-52　跟腱超声图（图A长轴、图B短轴）

C：跟骨；A：跟腱；Kager：Kager脂肪垫

（五）足底

足底筋膜起自足底跟骨结节的内侧突，后部较厚，向前逐渐变薄呈扇形（图2-1-53）。超声长轴切面上呈带状高回声，正常厚度小于4mm。

（六）跖趾关节

跖趾关节可见跖骨头表面低回声的软骨和其周围覆盖的低回声关节囊（图2-1-54）。第1跖趾关节为痛风病变的好发部位。

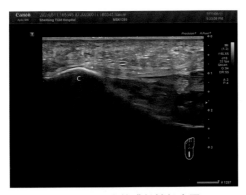 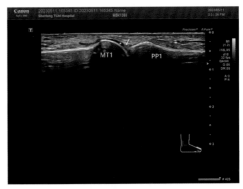

图2-1-53　足底筋膜长轴超声图　　　　图2-1-54　第1跖趾关节背侧超声图

C：跟骨；*：足底筋膜　　　　　MT：第1跖骨头；PP1：第1趾骨；*：关节软骨；↓：关节囊

第二节　超声下脊柱解剖图谱

　　脊柱有32~34块椎骨，其中7块颈椎，12块胸椎，5块腰椎，5块骶骨（融合的），3~5块尾骨（融合的）。椎体是椎骨负重的主要部分，上下面粗糙，借椎间盘与邻近椎骨相接。椎体后面微凹陷，与椎弓共同围成椎孔。各椎孔上下贯通，构成容纳脊髓的椎管。

　　椎弓为弓形骨板，其紧连椎体的缩窄部分称椎弓根，根的上、下缘分别称椎上、下切迹。相邻椎骨的上、下切迹共同围成椎间孔，内有神经和血管通过。椎弓根向后内扩展变宽称椎弓板，两侧椎板于中线会合。由椎弓发出7个突起：①棘突1个，由椎后面正中伸向后方或后下方，尖端可在体表扪及；②横突1对，向两侧。棘突和横突都是肌和韧带的附着处；③关节突2对，在椎弓根与椎弓板结合处分别上、下方突起，即上关节突和下关节突；相邻关节突构成关节突关节。

一、颈椎

　　椎体较小，横断面呈椭圆形。上下关节突的关节面呈水平位。第3~7颈椎体上面侧缘上突起称椎体钩。椎体钩与上位椎体下面的两侧唇缘相接，形成钩椎关节。颈椎椎孔较大，呈三角形。横突有孔，称横突孔，有椎动脉和椎静脉通过。第2~6颈椎棘突较短，末端分叉。

　　第1颈椎又名寰椎，呈环状，无椎体、棘突和关节突，由前弓、后弓及侧块组成。前弓较短。后弓较长，上面可见横行的椎动脉沟有椎动脉通过。

　　第2颈椎又名枢椎，椎体向上出齿突，与寰椎齿突凹相关节。

　　第3~6颈椎椎体相对较小，上面观近似矩形；椎体侧缘有向上突起的钩突。棘突有分叉。横突存在前后结节和横突孔。关节突较大，关节面分别朝向后上和前下。

　　第7颈椎又名隆椎，棘突长，活体易于触及，常作为计数椎骨序数的标志。

　　第7颈椎棘突是背部第1个能够从体表触摸到的棘突，没有分叉。横突较大。横突孔无椎动脉穿行。第7颈椎横突前结节小而薄，超声大多数情况无法显示（图2-2-1~图2-2-3）。

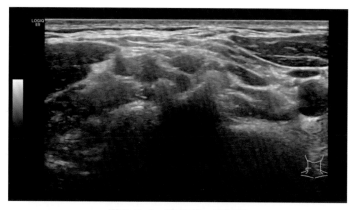

图2-2-1　前结节、后结节

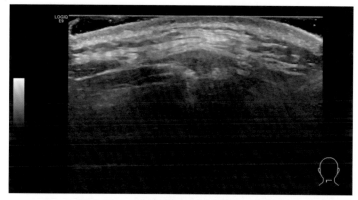

图2-2-2　第7颈椎棘突横切面，有分叉

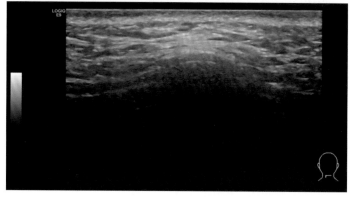

图2-2-3　第7颈椎棘突横切面，无分叉

二、胸椎

胸椎椎体自上向下逐渐增大，横断面呈心形，其矢径较横径略长，上部胸椎体近似颈椎，下部则近似腰椎。在椎体两侧面后份的上缘和下缘处，有半圆形浅凹，称上、下肋凹，与肋头相关节。在横突末端前面，有横突肋凹与肋结节相关节。关节突的关节面呈冠状位，上关节突关节面朝向后，下关节突关节面则朝向前。棘突较长，上部棘突稍有间隔斜向下，中部棘突几乎垂直且相互重叠；下部棘突短且后伸有间距（图2-2-

4，图2-2-5）。

第1胸椎棘突粗大并水平后，椎体有一圆形的全肋凹和一半圆形的下肋凹。

第9胸椎可能存在下半肋凹缺如。

第10胸椎只有一个上肋凹。

第11、12胸椎各有一个全肋凹，横突无肋凹。

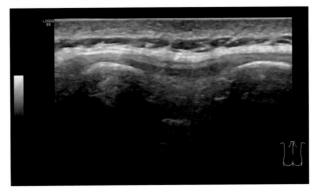

图2-2-4　胸椎棘间

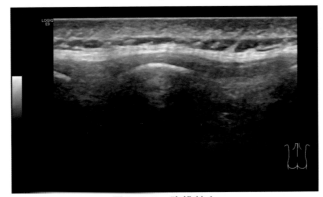

图2-2-5　胸椎棘上

三、腰椎

腰椎椎体粗壮，横断面呈肾形。椎孔呈卵圆形或三角形。上、下关节突粗大，关节面几乎呈矢状位。上关节突后缘的卵圆形隆起称乳突。棘突宽短呈板状，水平伸向后方。各棘突的间隙较宽（图2-2-6~图2-2-8）。

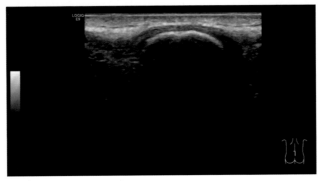

图2-2-6　腰椎棘上

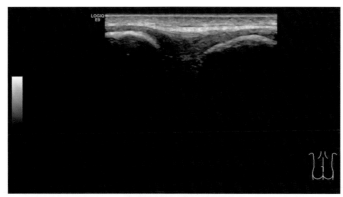

A.腰椎棘间韧带长轴切面

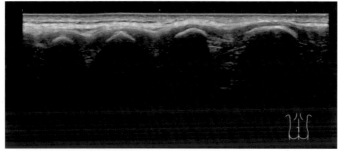

B.腰椎棘间韧带长轴切面宽景成像

图2-2-7 腰椎棘间

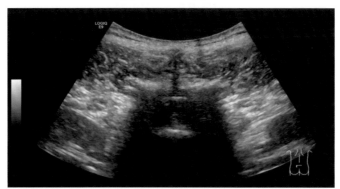

A.凸阵探头棘突短轴切面

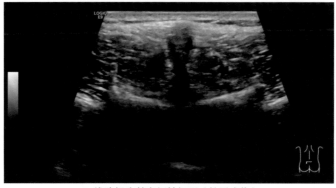

B.线阵探头棘突短轴切面（扩展成像）

图2-2-8 棘突短轴切面

四、骶骨

骶骨在发育过程中由5块椎骨融合而成。呈三角形，底向上，尖朝下。

上缘中份向前隆凸，称岬。盆面中部可见四条横线，是椎体融合的痕迹。横线两端有4对骶前孔。背面粗糙隆凸，正中线处为骶正中嵴，嵴外侧有4对骶后孔。骶前、后孔分别有神经前、后支通过。骶前、后孔均与骶管相通，骶管上通连椎管，下端的裂孔称骶管裂孔，裂孔两侧有向下突出的骶角。

骶髂关节在骶骨和髂骨的耳状面之间，属于微动关节。周边有多个韧带。

耳状面后方骨面凹凸不平，称骶粗隆。骶骨参与构成骨盆后壁，上连第五腰椎，下接尾骨。尾骨由3~4块退化的尾椎融合而成。上接骶骨，下端游离为尾骨尖（图2-2-9）。

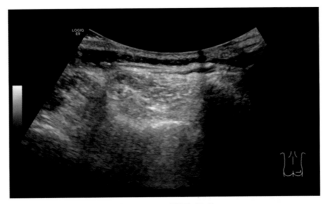

图2-2-9 骶髂关节

第三节 超声下神经血管解剖图谱

一、颈丛

颈丛由第1~4颈神经前支相交织构成。位于胸锁乳突肌上部的深面，中斜角肌和肩胛提肌起始端的前方。

耳大神经沿胸锁乳突肌表面向耳垂方向上行，分布于耳廓及附近皮肤。耳大神经由于其位置表浅，附近没有重要结构。

臂丛组成：根、干、股、束、支。

根：C5~8和T1的前支。

干：上干由C5和C6合成；中干是C7的延续；下干由C8和T1合成。

股：干很短，分成前、后股。

二、臂丛

臂丛由第5~8颈神经前支和第1胸神经前支的大部分纤维交织汇集而成。该神经丛的主要结构先经斜角肌间隙向外侧穿出，继而在锁骨后方行向外下进入腋窝。进入腋窝之前，神经丛与锁骨下动脉关系密切，位于该动脉的后上方。

组成臂丛的五条脊神经前支经过反复分支、交织和组合后，最后形成三个神经束。在腋窝内，三个神经束分别走行于腋动脉的内侧、外侧和后方，将该动脉的中段夹持、包围在中间。这三个神经束也因此分别被称为臂丛内侧束、臂丛外侧束和臂丛后束，臂丛的主要分支多发源于这三条神经束（图2-3-1，图2-3-2）。

束：外侧束、内侧束、后束。

支：外侧束3个分支、内侧束5个分支、后束5个分支。

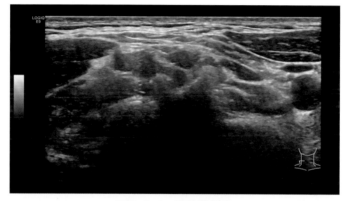

图2-3-1 臂丛神经束

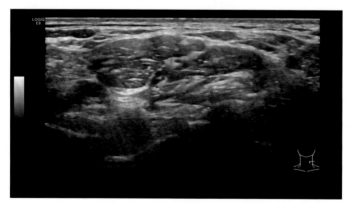

图2-3-2 臂丛神经束短轴切面

星状神经节属于全身交感神经系统的一部分，主要是由颈下神经节和胸1神经节融合而成，其外形是一个较大的椭圆形结构，通常位于C7~T1水平骨性结构前方0.5cm（图2-3-3）。

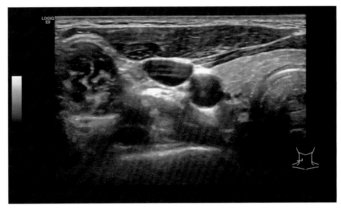

图2-3-3　星状神经节

三、肩胛上神经

起自臂丛的上干，后走行经肩上切迹进入冈上窝，继而伴肩胛上动脉一起绕肩胛冈外侧缘转入冈下窝，分布于冈上肌、冈下肌和肩关节。支配冈上肌和冈下肌。肩胛上切迹处该神经最易损伤，损伤后表现出冈上肌和冈下肌无力，肩关节疼痛等症（图2-3-4）。

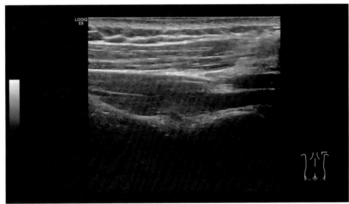

A.二维超声下肩胛上神经位置

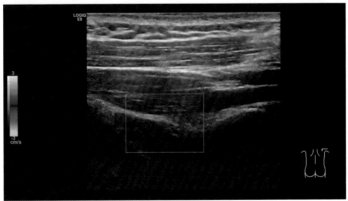

B.彩色多普勒定位显示肩胛上动脉旁伴随肩胛上神经

图2-3-4　肩胛上动脉

四、腋神经

从臂丛后束发出，与旋后血管伴行向后外方向，穿经腋窝后壁的四边孔后，绕肱骨外科颈至三角肌深面，发出分支支配三角肌和小圆肌。余部纤维自三角肌后缘穿出后延为皮神经，分布于肩部和臂外侧区上部的皮肤，称为臂外侧上皮神经。卡压位置大多数位于四边孔处（图2-3-5，图2-3-6）。

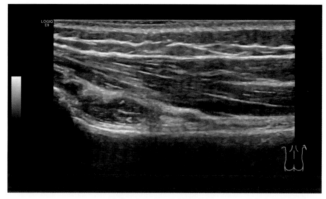

图2-3-5　腋神经

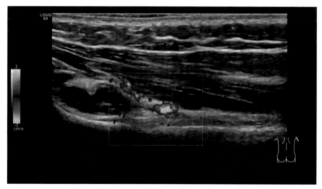

图2-3-6　旋后动脉

五、正中神经

正中神经（C6~T1）：由分别发自臂丛内侧束和外侧束的内侧根和外侧根会合而成。两根夹持腋动脉向外下方呈锐角合为正中神经主干后，先行于动脉的外侧，继而在臂部沿肱二头肌内侧沟下行。下行途中，逐渐从外侧跨过肱动脉至其内侧，伴随同名血管一起降至肘窝。从肘窝继续向下穿旋前圆肌和指浅屈肌腱弓后在前臂正中下行，于指浅、深屈肌之间到达腕部，然后行于桡侧腕屈肌腱与掌长肌腱之间，并进入屈肌支持带深面的腕管，最后在掌腱膜深面分布至手掌。

正中神经在臂部一般没有分支，在肘部及前臂发出许多肌支，其中沿前臂骨间膜前面下行的骨间前神经较粗大，行程较长。正中神经在前臂的分布范围较广，支配除肱桡肌、尺侧腕屈肌和指深屈肌尺侧半以外的所有前臂屈肌和旋前肌（图2-3-7~图2-3-9）。

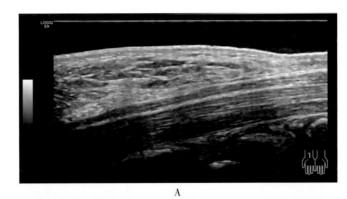

A

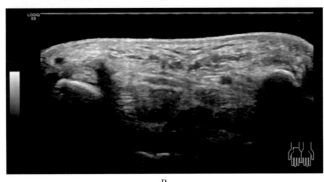

B

图2-3-7　腕部正中神经长轴切面（图A）及短轴切面（图B）

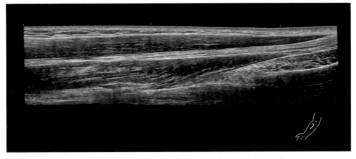

图2-3-8　前臂正中神经长轴切面宽景成像

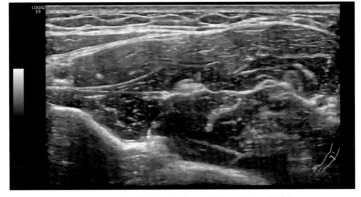

图2-3-9　指浅屈肌和指深屈肌之间正中神经

六、桡神经

桡神经（C5~T1）：为臂丛后束发出的神经分支。该神经发出后位于腋动脉的后方，与肱深动脉伴行，先经肱三头肌长头和内侧头之间继而沿桡神经沟绕肱骨中段后面旋行向外下，在肱骨外上髁上方穿过外侧肌间隔至肱桡肌与肱肌之间，继续下行于肱肌与桡侧腕长伸肌之间。桡神经在肱骨外上髁前方分为浅支和深支两终末支。

桡神经浅支自肱骨外上髁前外侧向下沿桡动脉外侧下行，在前臂中、下1/3交界处转向背侧，继续下行至手背部。

桡神经深支较浅支粗大。该支在桡骨颈外侧穿过旋后肌至前臂后面，沿前臂骨间膜后面在前臂浅、深伸肌群之间下行达腕关节背面（图2-3-10）。

桡神经在臂部发出较多分支，其中肌支主要分布于肱三头肌、肘肌、肱桡肌和桡侧腕长伸肌肌腱。关节支分布于肘关节。皮支共有三支：臂后皮神经在腋窝发出后分布于臂后区的皮肤；臂外侧下皮神经在三角肌止点远侧浅出，分布于臂下外侧部的皮肤；前臂后皮神经自臂中份外侧浅出下行至前臂后面，后达腕部；沿途分支分布于前臂后面皮肤。

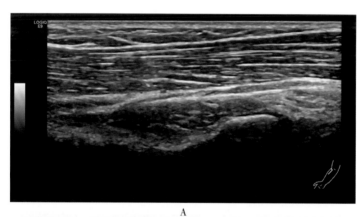

A

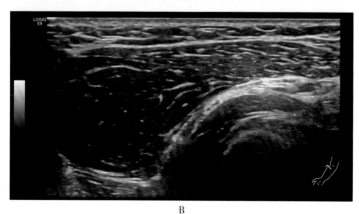

B

图2-3-10 桡神经深支（骨间背神经）

图A：长轴切面；图B：短轴切面

七、尺神经

尺神经（C8~T1）：自臂丛内侧束发出后，从腋动、静脉之间穿出腋窝，在肱二头肌内侧沟伴行于肱动脉内侧至臂中部。继而穿内侧肌间隔至臂后区内侧，下行进入肱骨内上髁后方的尺神经沟。在此由后向前穿过尺侧腕屈肌的起点，行至前臂前内侧部。到达前臂后，尺神经伴随尺动脉，在其内侧下行于尺侧腕屈肌与指深屈肌之间。在桡腕关节上方尺神经发出手背支后，主干在豌豆骨桡侧，屈肌支持带浅面分为浅支和深支（图2-3-11，图2-3-12）。

枕大神经分为肌肉段和筋膜内段。筋膜内段位于致密纤维管道内，容易卡压。

枕小神经沿胸锁乳突肌后缘上行，分布于枕部及耳廓背面上部的皮肤（图2-3-13）。

菱形肌位于斜方肌的深面，分为大、小菱形肌。大菱形肌起于T2~T5棘突，止于肩胛冈下方的肩胛骨内侧缘。小菱形肌（图2-3-14）起于项韧带和C7~T1棘突，止于肩胛冈根部的肩胛骨内侧缘。

收缩时牵引肩胛骨向内上并向脊柱靠拢。

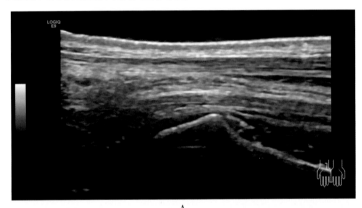

A

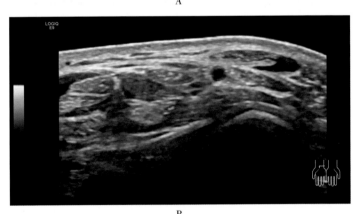

B

图2-3-11 腕部尺神经与尺动脉

图A：长轴切面；图B：短轴切面

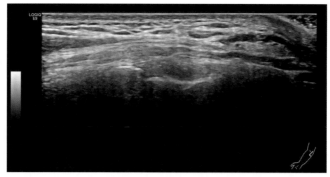

A

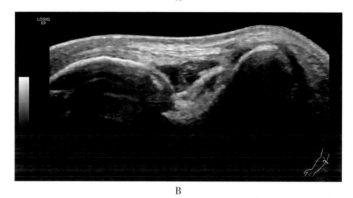

B

图 2-3-12　尺神经沟处尺神经

图 A：长轴切面；图 B：短轴切面

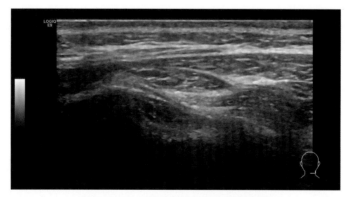

图 2-3-13　胸锁乳突肌后端短轴切面

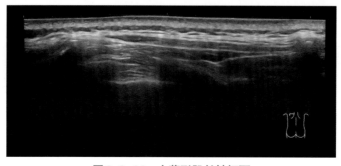

图 2-3-14　小菱形肌长轴切面

八、坐骨神经

坐骨神经（L4、L5、S1~S3）为全身直径最粗大，行程最长的神经。坐骨神经从骶丛发出后，经梨状肌下孔出盆腔至臀大肌深面，在坐骨结节与大转子连线的中点深面下行到达股后区，继而行于股二头肌长头的深面，一般在腘窝上方分为胫神经和腓总神经两大终支。坐骨神经在股后区发出肌支支配股二头肌、半腱肌和半膜肌，同时也有分支至膝关节。

坐骨神经干的体表投影：从坐骨结节与大转子连线的中点开始，向下至股骨内、外侧髁连线的中点作一直线，此两点间连线的上 2/3 段即为坐骨神经在股后区的投影线。

坐骨神经的变异较常见，其变异形式主要表现在坐骨神经出盆腔时与梨状肌的不同关系以及坐骨神经分为两大终支时的不同部位两个方面。

坐骨神经在出盆腔时即分为两大终支的情形较多见，更有甚者在盆腔内即分为两终支（图2-3-15）。

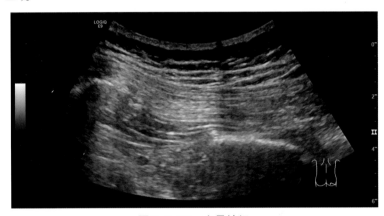

图2-3-15　坐骨神经

股外侧皮神经属于L2~L3脊髓节段，从腰大肌外侧缘穿出后，向前外侧走行，横过髂肌表面至髂前上棘内侧，继而在腹股沟韧带深面越过该韧带，离开髂窝进入股部。分布于大腿外侧和前外侧（图2-3-16）。

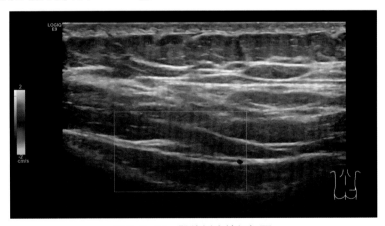

图2-3-16　股外侧皮神经切面

九、腓深神经

腓深神经属于L4~L5脊髓节段，分出后在腓骨与腓骨长肌之间斜向前行，伴随胫前血管于胫骨前肌和趾长伸肌之间，继而在胫骨前肌与𧿹长伸肌之间下行，最后经踝关节前方达足背。分布于第1、2趾的足背相邻区（图2-3-17）。

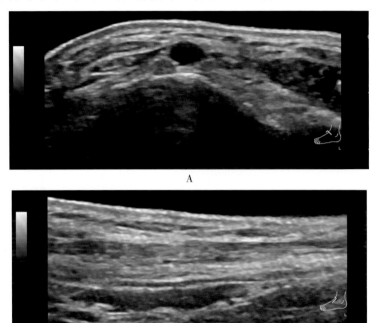

图2-3-17　腓深神经

图A：短轴切面；图B：长轴切面

十、腓浅神经

腓浅神经属于L4~L5，S1脊髓节段，分出后初在腓骨长肌深面下行，继而续行于腓骨长、短肌与趾长伸肌之间，沿途发出分支分布于腓骨长肌和腓骨短肌。终支在小腿中下1/3交界处浅出为皮支，分布于小腿外侧、足背和第2~5背的皮肤（图2-3-18）。

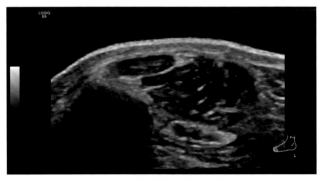

图2-3-18　腓浅神经终支短轴切面

第三章 超声引导下针刀治疗上肢疾病

第一节 肩袖损伤

一、概述

肩袖损伤是由于外伤或肩关节退变等因素导致的肩袖肌群的损伤性病变，肩峰撞击综合征是公认的主要病因之一。本病常发生在需要肩关节极度外展的反复运动中，如棒球，自由泳、仰泳和蝶泳，举重。

二、解剖结构

肩袖由冈上肌、冈下肌、小圆肌、肩胛下肌的肌腱组成（图3-1-1）。冈上肌起于肩胛冈上窝，其肌腱在喙肩峰韧带和肩峰下滑囊的下面、肩关节囊的上面通过，止于肱骨大结节的上方；冈下肌起于冈下窝的内侧半，部分肌纤维向外上方移行为短而扁的肌腱，止于肱骨大结节中部，经关节囊的后方参与肩袖的构成；小圆肌位于冈下肌下方，冈下窝内，肩关节的后面。起始于肩胛骨的腋窝缘上三分之二背面，肌束向上外方移行为扁腱，经肩关节囊后面，止于肱骨大结节下部；肩胛下肌位于肩胛骨前面，呈三角形。起自肩胛下窝，肌束向上外方移行为扁腱，经肩关节囊前面，止于肱骨小结节。肩关节前面观可见肩胛下肌、肌腱。肩关节背面观可见肩袖组成：冈上肌、冈下肌、小圆肌及肌腱。超声下观察到肩袖肌肉呈现若干斜向走行的带状回声（纤维脂肪隔）及其间的低回声，呈"羽毛"样图像；肌腱多呈中等强度回声，边缘较强，内部呈均质回声。冈上肌腱位于三角肌下滑囊深部与肱骨大结节强回声表面间的中等回声束，呈"鸟嘴样"（图3-1-2）；冈下肌腱为"鹰嘴"状软组织结构，进行性变薄并到达肱骨大结节后面的附着点从而附着于大结节（图3-1-3）；小圆肌肌腱呈中等强度回声，边缘较强，内部呈索条状回声均匀分布（图3-1-4）；肩胛下肌腱呈弧形带状等回声附于肱骨小结节表面，自平喙突处至附着处肌腱逐渐变薄（图3-1-5）。

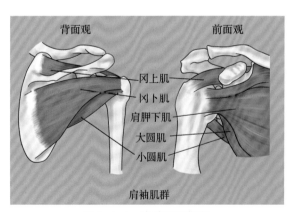

图3-1-1 肩袖肌群解剖

背面观　前面观

冈上肌
冈下肌
肩胛下肌
大圆肌
小圆肌

肩袖肌群

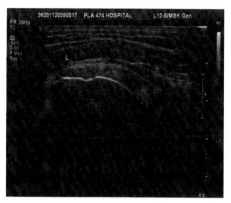

图3-1-2　正常冈上肌腱

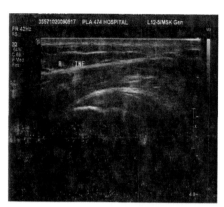

图3-1-3　正常冈下肌腱

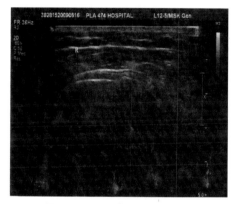

图3-1-4　正常小圆肌腱

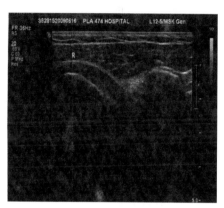

图3-1-5　正常肩胛下肌腱

三、损伤机制

创伤是肩袖损伤的主要原因，发生在跌倒时手外展着地或手持重物，肩关节突然外展上举或扭伤，急性暴力损伤可以导致旋转带断裂；血供不足引起肩袖组织退行性变，当肱骨内旋或外旋中立位时，会受到肱骨头的压迫、挤压血管使肩袖相对缺血，肌腱发生退行性变；肩部慢性撞击性损伤是中老年患者肩袖损伤的主要原因，当上肢前伸时，肱骨头向前撞击肩峰与喙肩韧带，引起冈上肌肌腱损伤，慢性刺激可以引起肩峰下滑囊炎、无菌性炎症和肌腱侵袭。

四、诊断

1.症状

有急性损伤、重复性或累积性损伤史，肩关节疼痛和活动受限，疼痛多位于肩前方，三角肌前方及外侧，多在活动或增加负荷后加重；压痛多见于肱骨大结节近侧，或肩峰下间隙部位。主动活动受限以外展、外旋及上举受限较明显；被动活动受限不明显。

2.体征

（1）肿胀：严重的肩袖损伤可因局部肌肉软组织损伤出现出血，导致肩关节局部肿胀。

（2）压痛：损伤部位不同，压痛点不同。

（3）特殊试验阳性：Neer试验、Hawkin's试验、Jobe试验阳性。

3.影像学表现

（1）X线片：一般无阳性改变，存在肩袖损伤的间接征象，可表现为肱骨大结节囊性变、肩峰下前1/3骨质硬化、肩锁关节退行性变和肱骨头上移；若发生巨大肩袖损伤，可见肩峰下间隙＜9mm。

（2）超声：超声可以提供非常清晰的肩袖影像，对于肩袖全层损伤有着很高的敏感性和特异性，特别是较大的撕裂。肩袖断裂在超声图像上表现为肩袖局部的凹陷和低信号。

（3）MRI：肩袖部分撕裂表现为肩袖部分纤维中断，撕裂处存在液体积聚，T2WI上见高信号。压脂序列T2WI上，肌腱损伤处液体充盈显示情况更佳，另外可见肌腱外形改变，具体表现为表面不规则、肌腱增粗或变细。肩袖全层撕裂表现为肌腱纤维连续性中断且有液体充盈中断处，该处T2WI变为高信号。

五、超声引导下操作方法

（1）体位：患者侧卧位，患侧肩关节在上，稍内收；术者位于患者前侧及后侧。

（2）体表体位：触摸肩胛冈进行定位。

（3）针具：I型4#针刀。

（4）操作：常规碘伏或安尔碘将术区消毒3遍，铺无菌单，准备一次性无菌耦合剂和超声隔离套，术者佩戴无菌手套，1%利多卡因局部麻醉，麻醉满意后，根据患者描述或彩超定位寻找肩关节周围的压痛点或肌肉硬结处，局部麻醉并给予针刀治疗，针体要与皮肤保持上下垂直，按照针刀"四步进针规程（即定点、定向、加压分离、刺入）"，对喙突顶点外1/3骨面、肱骨小结节骨面、肱骨大结节顶部冈上肌及肩峰下滑囊依次进行松解，有突破感时说明已达最佳治疗深度。然后，探头需与患侧肩胛骨上缘、肩峰下间隙各角度保持平行，对冈上肌进行探查，明确肩峰下滑囊位置（图3-1-6），在超声定位引导下对肩峰下滑囊位置进行穿刺，回抽无血无气后注射疼痛混合液3ml（复方倍他米松注射液0.5ml+盐酸利多卡因注射液0.5ml+氯化钠注射液2ml）及浓度为30μg/ml医用三氧5ml，局部压迫止血，无菌敷贴贴敷，术毕。

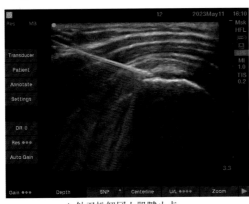 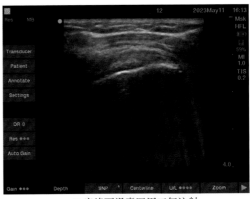

A.针刀松解冈上肌腱止点　　　　　　　　B.肩峰下滑囊医用三氧注射

图3-1-6　刺入肩峰下滑囊

六、注意事项

（1）治疗前对患者进行必要的相应实验室检查。

（2）注意针刀的严格无菌操作。

（3）针刀刀口线与上肢纵轴方向一致。

（4）治疗后注意穿刺点72小时内避免污染。

（5）术后3天可以行肩关节自主功能锻炼，以循序渐进为原则。

肩袖损伤多采用药物、物理及手术等治疗手段，治疗方案选择不合理会使患者病程迁延，甚至造成肩部肌肉出现不同程度地萎缩，进而为患者日常工作、生活带来不利影响。因此，选择更为先进的治疗手段已成为该领域研究的重中之重。

随着可视化技术的不断发展和普及，临床上对疼痛治疗应用超声引导技术也更加广泛，尤其是肩关节疾病等方面的治疗。超声引导下小针刀联合三氧注射可对穿刺靶点精准定位，小针刀技术可对肩关节外周肌肉进行有效松解，并促进血液循环及受压组织的恢复。医用三氧极易分解且有着强氧化性，对病变组织有着杀菌、消炎、修复等效果，对机体炎症因子的释放有一定的拮抗作用，可以有效降低患者机体炎症反应。

第二节 冈上肌腱炎

一、概述

冈上肌是肩袖的重要组成部分，其病变发生率在肩关节周围疾病中很高，是运动医学领域较为常见的疾病，是指劳损和轻微外伤或受寒后逐渐引起的肌腱退行性改变，属无菌性炎症，以疼痛、功能障碍为主要临床表现。肩袖包括冈上肌、冈下肌、小圆肌和肩胛下肌，以冈上肌腱发病率最高，约占90%，是引起肩关节疼痛和僵直的常见原因。好发于中青年及以上体力劳动者、家庭主妇、运动员。单纯冈上肌腱炎发病缓慢，肩部外侧渐进性疼痛，上臂外展60°~120°（疼痛弧）时肩部疼痛剧烈。

二、解剖结构

冈上肌起于冈上窝，向外行经喙肩弓之下，以扁阔之腱止于大结节最上部小骨面，且与关节囊紧密结合形成肩袖的顶和肩峰下囊的底（图3-2-1）。因此，它是肩峰下区极其重要的内容之一，也是肩部容易出现问题的常见部位，最终发生肩关节功能紊乱。

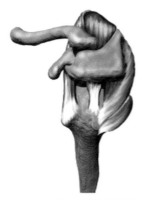

图3-2-1 冈上肌解剖示意图

（1）上肌的血供主要来自肩胛上动脉和颈横动脉降支。肩胛上动脉在前斜角肌内侧缘自甲状颈干分出后，行向外下，其起始处外径为（2.9±0.3）mm，主干长（4.8±0.7）cm，斜过臂丛的前方，进入冈上窝发出肩峰支和斜方肌支，然后绕过肩胛颈至冈下窝并与肩胛下动脉的旋肩胛动脉和颈横动脉降支吻合，形成肩胛动脉网，沿途分支营养冈上、冈下肌和肩胛骨。其入肌点位于肩胛横韧带的前下方（1.9±0.2）mm。肌动脉进入肌内后呈树枝状逐级分支发布，口径递减变细，终末支间相互吻合形成血管网。肌腹部吻合丰富，肌腹与肌腱移形部吻合稍差。

（2）冈上肌血管干支入肌点，冈上肌支自出孔后约2mm处发出并伴血管向后延肌筋膜表面行走，在距孔1.15～2.01mm处入肌，入肌点相对恒定。入肌内分为前、中、后3支，均在肌内的行程与肌纤维的排列方向相交并出细小的分支，形成交通支，这种行程特点对分离肌束起到保护肌内神经的作用。冈上肌是肩关节的启动主要肌，当上臂外展5°以内，主要为冈上肌的作用。由于肩胛骨冈上窝骨面积较小，根本决定了冈上肌体积也小，冈上肌长期处于紧张收缩、受压或疲劳工作时，感觉神经末梢兴奋收缩导致伴行的血管供血改变，可使肌组织损伤产生某些化学致病物，如组胺、缓激肽等，这些物质刺激了痛觉感受器，并由传入神经传入中枢而引起疼痛，与此同时患者血中的儿茶酚胺浓度升高，再度引致冈上肌和血管痉挛，形成一系列恶性循环。

（3）冈上肌的支配神经主要是肩胛上神经，由臂丛上干发出，一般由颈5～颈6前支组成。神经干弓形向外后行于颈后三角，然后向外侧进入三角肌的深面，行向肩胛上切迹，在肩胛上孔附近分支进入冈上窝。

三、解剖定位

冈上肌位于斜方肌深面，起自肩胛骨冈上窝，肌束向外侧经肩缝和喙肩韧带下方会合成肌腱，越过肩关节上方并与肩关节囊融合，至于肱骨大结节上部。

冈上肌是肩关节外展活动开始15°的发动者。由于它是形成肩袖最关键的部分，而肩袖对维持肩关节稳定是非常重要的结构。因此，冈上肌对肩关节的主动运动有特殊意义。当冈上肌发生断裂或退行性变时，在肩关节外展60°～120°时会出现疼痛（疼痛弧综合征）。

四、超声表现

正常肌腱长轴外形呈鸟嘴样，下缘附着在大结节上。高频探头可清晰显示肌腱内的纤维结构，呈平行排列的条状回声。在肱骨解剖颈水平，肌腱深侧呈低回声区，为各向异性伪像，应注意与肌腱撕裂鉴别。肌腱深方的骨性结构，自肌纤维向腱体方向依次为圆形的肱骨头表面、向深方凹陷的肱骨解剖颈和向浅方隆起的大结节。正常情况下，冈上肌腱前后径约2.5cm（图3-2-2）。

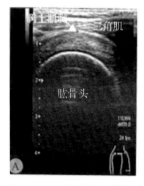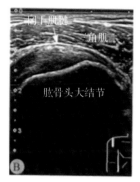

图3-2-2　冈上肌正常超声图（图A短轴；图B长轴）

五、超声引导下操作方法

（1）适应证：凡冈上肌腱炎均为针刀闭合型手术治疗适应证。

（2）体位：患者采取坐位，上肢置于身后，屈肘并指向后方，手掌放于同侧髂骨翼后上方（图3-2-3，图3-2-4）。

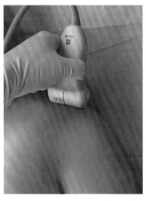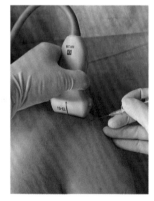

图3-2-3　冈上肌腱超声　　图3-2-4　冈上肌腱超声下
　　　　　　探头位置　　　　　　　　　　治疗术

（3）消毒铺单：常规碘伏或安尔碘将整个患肢消毒3遍，铺无菌中单于台面上，将患者放置台面上铺无菌洞巾，准备一次性无菌耦合剂和超声隔离套。

（4）超声引导下针刀操作：定点后局部1%利多卡因麻醉，麻醉满意后，定向针刀刀口线与肌腱一致，加压分离后超声引导下刺入，针刀刺入皮下后调整进行纵行剥离，超声可视化下观察到松解即可，针刀结束后局部倍他米松注射预防粘连，无菌贴贴敷72小时（图3-2-5，图3-2-6）。

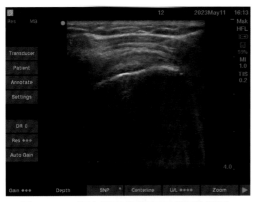 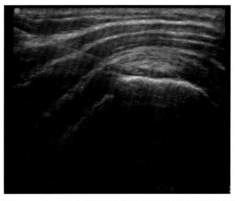

图 3-2-5　冈上肌腱类超声下引导进针图　　图 3-2-6　冈上肌腱类超声引导下针刀松解图

如有钙化灶，以针刀触及坚韧物质，局部反复穿刺，捣碎沉积的钙盐，直至图像显示原有强回声团块分散，一般持续5~8分钟。后用20ml或50ml注射器开始反复抽吸，尽可能抽出乳白色浑浊糊状钙化物。若不易吸出，则不必强求，刺破钙化灶周围包膜，达到局部减压的效果。用无菌注射用生理盐水反复冲洗，再抽吸，如此多次，直至B超显示钙化灶回声变低或消失，或抽出液体澄清。如抽吸出白色牙膏状物质，可考虑行病理检查，发现有羟基磷灰石物质，瘤样钙盐沉积。针刀结束后局部倍他米松注射预防粘连，无菌贴贴敷72小时。

六、注意事项

在超声引导下针刀操作中，一定要注意无菌操作，提前熟悉解剖结构，避免损伤神经肌腱血管。针刀刀口方向要始终与肌腱纵行方向一致，避免损伤肌腱，操作结束后一定嘱患者适当活动该关节防止再次粘连。

第三节　肱二头肌长头肌腱炎

一、概述

肱二头肌长头肌腱炎是骨科中最常见的引起肩关节疼痛的疾病之一。多是由于长期从事反复活动肩关节的体力劳动或肩部受到外伤，使肱二头肌长头肌腱在肱横韧带与结节间沟形成的骨纤维管道内反复磨损，造成腱鞘充血水肿、增生肥厚、瘢痕粘连及肌腱本身的劳损变性，使腱鞘内间隙变窄，从而导致肌腱在腱鞘内活动受限而发病。

主要症状是肩部疼痛和肩关节活动功能受限。早期可仅表现为肩前部结节间沟处疼痛不适，肩关节可无明显活动受限等症状，随着病情的进展，疼痛逐渐加重，疼痛可向三角肌附着处或肱二头肌肌腹放射。肩关节在完成外展、上抬、后伸及内旋、外旋等动作时受限，疼痛夜间加剧，严重者可影响睡眠。Yergason征阳性（即在前臂旋后位对抗阻力屈肘时，肱二头肌长头肌腱在结节间沟处出现疼痛的症状）是诊断本病的主要临床检查方法。急性发病者，一般多由外伤导致，临床症状较重，可伴有局部肿胀或肌肉痉挛。而慢性发病者，多由长期反复劳损所致，临床症状相对较轻，若不及时治疗，可影响日常生活与工作。肱骨结节间沟切线位X线片：部分患者可见结节间沟变浅、变窄，沟底或沟边有骨刺形成。

二、解剖结构

肱二头肌长头肌腱长度约为9cm，直径5~6mm，起自胛骨盂上结节，经肱骨头上方向下进入结节间沟，在结节间沟处穿过由肩横韧带与结节间沟形成的骨纤维管道，于肱骨中部与起自肩胛骨喙突的短头汇合形成一块肌腹，下行止于桡骨结。因此，结节间沟小结节处成为长头肌腱活动的支点或着力点。所以肩肘关节在屈伸旋转活动时，最容易磨损结节间沟处的长头肌腱。长头肌腱近端主要靠旋肱动脉分支供血，而深面血供相对较差。当肩关节处于内收、内旋及后伸位时肌腱滑向结节间沟上方；而当肩关节处于外展、外旋、屈曲位时肌腱又滑向结节间沟下方。

三、解剖定位

肱二头肌位于上臂前侧，整肌呈梭形。肱二头肌有长、短二头，故名。肱二头肌属于骨骼肌三大肌群中的四肢肌。长头起于肩胛骨盂上粗隆，短头起于肩胛骨喙突，长、短二头于肱骨中部汇合为肌腹，下行至肱骨下端，集成肌腱止于桡骨粗隆和前臂筋腱膜（图3-3-1）。

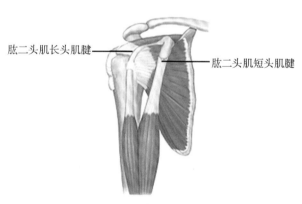

图3-3-1 肱二头肌示意图

四、超声表现

检查时，患者肩关节中立位，肘关节屈曲，手背置于同侧大腿。正常肱二头肌长头肌腱表现为条索样高回声，位于肱骨近端大结节和小结节之间的结节间沟内，为肱横韧带覆盖（图3-3-2）。

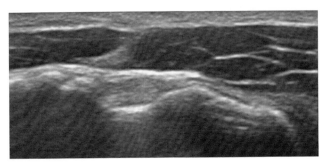

图3-3-2　正常肱二头肌长头肌腱超声图

五、超声引导下操作方法

（1）适应证：凡肱二头肌长头肌腱炎均为针刀闭合型手术治疗的适应证。

（2）体位：患者采取坐位，肩关节中立位，肘关节屈曲，手背置于同侧大腿（图3-3-3，图3-3-4）。

（3）消毒铺单：常规碘伏或安尔碘将整个患肢消毒3遍，铺无菌中单于台面上，将患者放置台面上铺无菌洞巾，准备一次性无菌耦合剂和超声隔离套。

（4）超声引导下针刀操作：定点后局部1%利多卡因麻醉，麻醉满意后，定向针刀刀口线与肌腱一致，加压分离后超声引导下刺入，该进针方式选择平面内进针，针刀刺入皮下后调整进行纵行剥离，超声可视化下观察到腱鞘松解即可，针刀结束后局部倍他米松注射预防粘连，无菌贴贴敷72小时（图3-3-5，图3-3-6）。

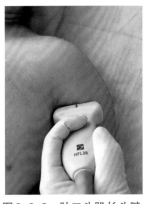

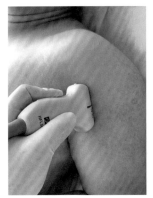

图3-3-3　肱二头肌长头腱　　图3-3-4　肱二头肌长头腱
　　　　短轴探头位置　　　　　　　长轴探头位置

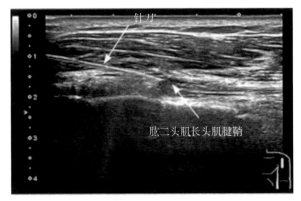
图3-3-5　肱二头肌长头肌腱针刀松解治疗声像图

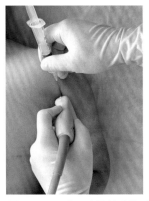
图3-3-6　肱二头肌长头肌腱
超声下治疗术

六、注意事项

在超声引导过程中针刀操作中，一定要注意无菌操作。提前熟悉解剖结构，避免损伤神经肌腱血管。针刀刀口方向要始终与肌腱纵行方向一致，避免损伤肌腱，操作结束后一定要嘱患者适当活动该关节防止再次粘连。

第四节　肩关节周围炎

一、概述

肩关节周围炎简称"肩周炎"，又称肩关节粘连性关节囊炎或者冻结肩，临床研究调查显示，人群发病以女性多于男性常见，总体发病率为2%～5%。肩周炎以肩关节周围疼痛和活动功能受限为主要临床表现。Duplay曾在1872年首先提出肩周炎的具体概念，其认为肩部疼痛和活动受限等主要症状是由肩峰下滑囊处的劳损、变性、渗出及粘连所致，这种观点得到了国内外学者的广泛接受。肩周炎患者的症状是日益加重的，往往还伴随着肩部周围的广泛压痛，以及向颈部、肘部的放射性，或不同程度的三角肌萎缩。

二、解剖结构

肩关节指上肢与躯干连接的部分，包括臂上部、腋窝、胸前区及肩胛骨所在的背部区域等身体很大的一部分。由肩胛骨关节盂和肱骨头构成，也称盂肱关节，是典型的多轴球窝关节，为全身最灵活的关节，可作三轴运动，即冠状轴上的屈和伸，矢状轴上的收和展，垂直轴上的旋内、旋外及环转运动。关节囊较松弛，附着于关节盂周缘和解剖颈。关节腔的滑膜层可膨出形成滑液鞘或滑液囊，以利于肌腱的活动。肱二头肌长头腱就在结节间滑液鞘内穿过。关节囊上壁的喙肱韧带，从喙突根部至肱骨大结节前面，与冈上肌腱交织在一起并融入关节囊的纤维层。臂外展超过40°~60°，继续抬高至180°时，常伴随胸锁关节与肩锁关节的运动及肩胛骨的旋转运动。

三、解剖定位

1.臂丛神经

臂丛由C5~T1神经根前支组成，起于颈下部，向外下走行，穿锁骨与第一肋间的斜角肌间隙，与锁骨下动脉、腋动脉伴行至腋窝，在腋窝外侧壁于肱骨内侧可摸及臂丛。臂丛从中枢到外周可分为根、干、股、束四部分。按其所支配的肌肉，臂丛可分为两组功能单位：内、外侧束主要支配胸肌组及臂、前臂前方的肌肉，即屈肌群；后束主要支配肩胛区和臂、前臂后方的肌肉，即伸肌群。

2.骨与关节

肩胛骨呈三角形，外侧角有一卵圆形较浅的关节盂称肩盂，肩盂周围有盂唇以增深增大肩盂。肩胛骨上缘有一小而深的半圆形切迹，称为肩胛切迹，其上有肩胛上横韧带。从肩胛颈向前伸出钩状的喙突。肩胛骨的前面光滑，称肩胛下窝，为肩胛下肌起点。背面以肩胛冈分为冈上窝和冈下窝，分别容纳冈上肌和冈下肌。肩胛冈向外上伸展形成肩峰，构成肩关节最上缘且与锁骨形成肩锁关节。肩峰与喙突以喙肩韧带相连，肩胛骨与锁骨及肱骨主要以肌肉悬吊与躯干相连接。锁骨为长骨，内侧与胸骨相连，胸锁关节中锁骨向上后方突出。外侧与肩峰相连。锁骨使上肢远离并间接附着于躯干上，增加上肢活动范围。肱骨为长骨，近端膨大形成肱骨头，围绕肱骨头关节面与肱骨结节间有一浅沟，为肱骨解剖颈。外科颈指大小结节下方肱骨较狭窄的一段区域，因易于发生骨折而得名。盂肱关节由肩盂及肱骨近端组成，肱二头肌肌腱于肩关节腔内止于肩胛骨盂上结节。当肩关节反复脱位时，盂唇会从盂缘撕脱。肩关节主要是承担悬吊上肢的作用，除关节囊、韧带外，悬吊力量主要来自肩关节周围肌肉。肩大小结节、肩峰等骨性结构及肩周韧带、短肌肉等限制了这一球窝关节的运动，同时稳定了肩关节。

3.皮神经、浅静脉及筋膜

胸前区上方皮肤感觉由锁骨上神经支配，为颈丛C3、C4的分支；胸区皮肤由肋间神经支配，T2支配胸骨柄水平，T4支配乳突水平；背部皮肤感觉由肋间神经支配；臂外侧上部由腋神经支配；腋窝底及臂内侧由来自T2或T2、T3的肋间臂神经支配；臂内侧下方由来自内侧束的臂内侧皮神经支配。肩部浅静脉主要可见头静脉上端，此静脉位于三角肌与胸大肌之间，穿锁胸筋膜汇入腋静脉。肩区的深筋膜分层包绕所遇到的肌肉等结构，再与骨组织结合。在胸小肌与锁骨之间的深筋膜形成锁胸筋膜，其间有胸肩峰动脉、头静脉、胸外侧神经通过。腋窝底的筋膜称腋筋膜，中央部较薄，为众多血管、淋巴管及神经所穿通。

4.韧带

（1）喙肱韧带：自喙突至肱骨大结节，部分纤维在后上部与关节囊融合，增强关节囊上部，防止肱骨头向上脱位。

（2）盂肱韧带：位于关节囊前壁，可分为上、中、下三部，自关节盂周缘前部至肱骨小结节。有加强关节囊前壁的作用。

（3）肱骨横韧带：为肱骨的固有韧带，横跨结节间沟的上方，有固定肱二头肌长头腱于结节间沟的作用。

肩关节周围主要肌肉解剖见图3-4-1。

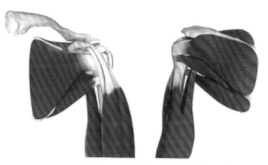

图3-4-1 肩关节周围主要肌肉解剖示意图

四、超声表现

（1）脂肪：单纯脂肪为低回声，但不同的解剖结构包括病理组织结构不同，也会产生不同的超声图像。例如脂肪瘤包含有结缔组织，便会产生平行于皮肤的线样高回声，并成为脂肪瘤特有的超声特点。其他脂肪区域会因周围的组织不同而产生不同的超声图像。

（2）肌肉：肌肉整体回声低于肌腱和皮下组织，其中肌束表现为低回声，肌束外周包绕的肌束膜、肌外膜、肌间膜及薄层纤维脂肪组织均呈较强的线状或条状高回声。纵断面，肌束互相平行，排列自然有序，呈羽状、带状或梭形，轻度倾斜于肢体长轴。横断面，每条肌肉呈圆形、梭形或不规则形，肌束呈低回声，肌束间可见网状、带状及点状强回声分隔。

肌肉中较大的血管呈管状，无回声，CDFI和PDI可显示彩色血流信号。

（3）筋膜：薄的高回声，分界清晰的软组织界限。

（4）肌腱：高回声的肌腱是由相互交融而又平行于肌腱长轴的纤维构成，腱鞘则是由低回声将其从肌腱分隔出来的高回声区域。

（5）腱周组织：许多肌腱并没有真正的腱鞘，而是由高回声界限清晰的腱旁组织构成。

（6）滑膜/囊：这些结构由于包绕关节而常常不能单独在超声上显示而表现为类似于关节滑液的低回声影像。

（7）韧带：高回声，类似于肌腱，纤维类型依据韧带的层次结构不同而不同。

五、超声引导下操作方法

（1）适应证：凡肩周炎均为针刺手术治疗的适应证。

（2）体位：仰卧位或坐位（图3-4-2，图3-4-3）。

（3）消毒铺单：常规碘伏或安尔碘将整个术区消毒3遍，铺无菌中单于台面上，铺无菌洞巾，准备一次性无菌耦合剂和超声隔离套。

（4）超声引导下针刀操作定点后局部1%利多卡因麻醉，麻醉满意后，松解喙突、结节间沟、肱骨大结节外下部、小圆肌止点、肩胛骨外下缘、大圆肌起始部、冈下窝外缘、冈上肌肌腱、肌腹、三角肌的滑囊、肩峰下滑囊等痛点，针刀结束后局部地塞米松封闭注射，无菌贴贴敷72小时（图3-4-4，图3-4-5）。

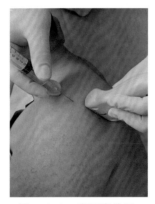 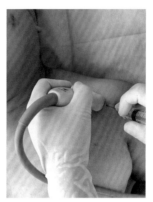

图3-4-2　肩周炎前侧　　图3-4-3　肩周炎关节腔
　　　　　关节腔注射　　　　　　　注射后入路

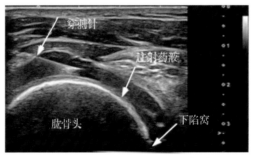

图3-4-4　肩关节后路液压松解超声图

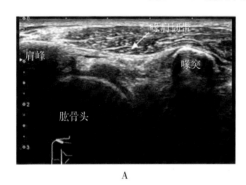 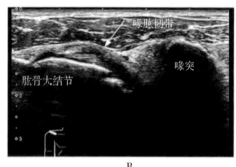

图3-4-5　喙肩、喙肱韧带针刀松解超声图

六、注意事项

在超声引导下针刀操作过程中，一定注意无菌操作，提前熟悉解剖结构避免损伤神经肌腱血管。操作结束后一定嘱患者适当活动该关节防止再次粘连。

第五节　肩峰下滑囊炎

一、概述

肩峰下滑囊的下方是肩袖和肱骨大结节，上方是肩峰和喙肩韧带。滑囊顶部附着于肩峰，喙肩韧带的下面及三角肌发自肩峰的深面纤维上，底部附着于肱骨大结节的上面内、外方各2cm处和肩袖上（图3-5-1）。肩峰下滑囊的主要作用是使肱骨大结节与三角肌，肩峰和喙肩韧带分开，减轻在肩关节外展和旋转时以上结构之间的摩擦。滑膜囊是一个潜在的间隙，有滑膜，分泌滑液，减少磨损，肩峰下滑囊对肩关节的运动十分重要，因此，有时被称为"第二肩关节"。在儿童，可有一隔膜将它分为肩峰下滑囊和三角肌下滑囊两部分。但在成人，两者常相互交通，应视为一个整体。上臂外展过程中，滑囊的两层壁产生履带式运动（深层向内，浅层相对向外）。外展呈直角时，肩峰下滑囊几乎全部位于肩峰下。当此肩峰下滑囊发生炎症时，上臂外展60°~120°弧线时产生剧痛（疼痛弧综合征）。此疼痛可放散至远端的手部，并且肩峰外侧也会感到剧烈的疼痛。

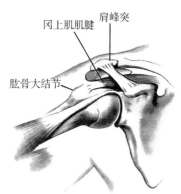

图3-5-1　肩峰下滑囊示意图

二、临床表现

疼痛、运动受限和局限性压痛是肩峰下滑囊炎的主要症状。疼痛为逐渐加重，夜间痛较著，运动时疼痛加重，尤其在外展和外旋时（挤压滑囊）。疼痛一般位于肩部深处，涉及三角肌的止点等部位，亦可向肩胛部、颈部和手等处放射。肩关节、肩峰下、大结节等处有压痛点，可随肱骨的旋转而移位。当滑囊肿胀积液时，整个肩关节区域和三角肌部均有压痛。为减轻疼痛，患者常使肩关节处于内收和内旋位，以减轻对滑囊的挤压刺激。随着滑囊壁的增厚和粘连，肩关节的活动范围逐渐缩小以至完全消失。晚期可见肩胛带肌肉萎缩。

三、超声引导下的体位

患者取常规坐位或者患侧在上侧卧位（图3-5-2），手背紧贴腰背部，局部麻醉、消毒，用一次性无菌探头套包裹探头观察肩峰下滑囊，确定进针部位，将针尖平行于探头方向进针，以冈上肌腱短轴切面显示滑囊最厚处为常规注射点，滑囊积液明显者，先将液体抽出，针尖进入滑囊后，将药物缓慢推注，观察药物在滑囊内弥散情况。

四、超声表现及评估

找到冈上肌腱后，应将探头方向与肌腱长轴方向保持一致。正确的切面应该同时显示肱骨头软骨、肱骨解剖颈和肱骨头大结节。肱二头肌长头肌腱会影响冈上肌腱前方的显示。各向异性伪像在冈上肌腱肱骨颈附着处表现最为明显。因此，朝外侧稍稍倾斜探头，使超声束与腱纤维尽量垂直可避免伪像的产生，超声只能显示位于冈上肌腱表面和三角肌深面的肩峰三角肌下滑囊（图3-5-3），而位于肩峰深面的部分滑囊超声无法显示。滑囊的全面评价，需要进行前侧、后侧和外侧的多切面检查。从长轴方向检查完冈上肌腱后，将探头顺时针旋转90°，接着观察冈上肌腱的短轴。

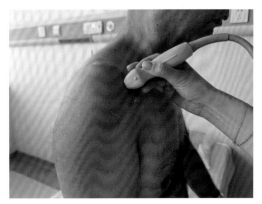

图3-5-2　体位及探头位置

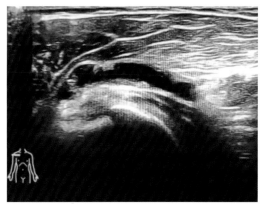

图3-5-3　超声下肩峰下滑囊炎的长轴

五、超声引导下操作方法

（1）适应证：凡肩峰下滑囊炎均为针刀闭合型手术治疗的适应证。

（2）体位及消毒铺单：患者取常规坐位或者患侧在上侧卧位，常规碘伏或安尔碘消毒3遍，铺无菌中单及无菌洞巾，准备一次性无菌耦合剂和超声隔离套。

（3）超声引导下针刀操作

①检查：将超声传感器插入装有超声导电膏的无菌套，于皮肤与传感器之间间隔手术巾和薄层无菌导电膏。探头在肩峰

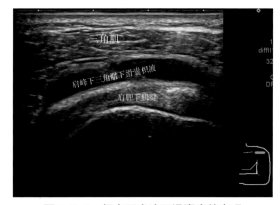

图3-5-4　超声下肩峰下滑囊炎的表现

前侧，与肱二头肌长头肌腱方向一致进行扫描，将肱骨头轮廓及皮下组织显示出来，充分探查肩峰下滑囊的形态，在取得二维声像图后按原路反向扫描，用多普勒超声技术和微血流成像技术，仔细观看肩关节内及滑囊周围区域的血流信号。

②定位：应用低频凸阵探头，在肩峰前侧横放超声探头，在该水平找到肩峰下滑囊，沿水平线将探头向穿刺点移动，定位出肱骨头及肩峰下滑囊外侧缘，调整探头角度，充分暴露肩峰下滑囊后固定超声探头。超声图像上滑囊显示为低回声，呈囊状（图3-5-4）。

③治疗：1%利多卡因局部麻醉，选择0.40mm×75mm型号小针刀，使用平面内穿刺法，针刀抵达肩峰下滑囊后将穿刺针送入关节腔内直至定位长度，在超声图像实时监视下穿刺进入滑囊（图3-5-5），超声可视化下进行局部松解，后注入30μg/ml医用三氧5ml，无菌贴贴敷24小时。

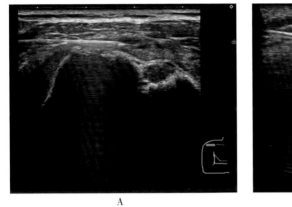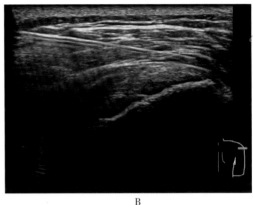

图3-5-5　超声下肩峰下滑囊炎穿刺的表现

第六节　肱骨外上髁炎

一、概述

肱骨外上髁炎是一种肱骨外上髁处、伸肌总肌腱起点附近的慢性劳损性炎症，多因长期反复用力活动腕部引发肱骨外上髁处产生慢性损伤所致，其典型症状为肘外侧疼痛，严重者日常功能受限，影响正常生活与工作。肱骨外上髁炎又称为"网球肘"，最初源于1882年Morris的一篇临床文章，目前认为这种称谓是不准确的。首先，典型肱骨外上髁炎的病理基础为肌腱组织的退行性改变，是一种肌腱炎而非常规意义上的炎症反应，炎症细胞仅仅在该病的早期出现，这一点与跟腱炎的病理改变十分相似。显微镜下观察病变组织主要是由幼稚无序的胶原纤维构成，同时有分化不成熟的成纤维细胞及血管、肉芽组织长入，取代了排列整齐的正常腱性纤维。另外，这种病变主要发生在桡侧腕短伸肌的肌腱起点处（100%），桡侧腕长伸肌下表面、伸指总肌前缘（35%）可涉及。此外，虽然10%～50%超过30岁的网球运动员在其职业生涯的某一阶段会出现肘关节外侧疼痛，但有相当多的网球肘患者一生中从未接触过网球，由于这一病患更多地与繁重而单一的长期劳动方式有关，包括电脑程序员、木匠、纺织工人等，"网球肘"这一称谓显然容易引起概念上的混淆。临床诊疗该疾患以控制疼痛为主，目前大部分以小针刀治疗为主。

二、解剖结构

肱骨外上髁位于肱骨远端外侧，较内上髁略小，隆起程度不如内上髁陡峭，其外侧面有一压迹。起于肱骨外上髁部的有桡侧腕长伸肌、桡侧腕短伸肌、指总伸肌、小指固有伸肌、肱桡肌、旋后肌和尺侧腕伸肌，这些肌肉的运动除肱桡肌受颈脊髓节段C5~C6所发出的神经纤维（属桡神经）支配外，其余均受脊髓节段C6~C8神经纤维（均属桡神经）支配，主要为伸腕、伸指功能，其次是使前臂旋后运动和协助屈肘。因此，当这些肌肉在伸腕、伸指和前臂旋后运动时，都会使附着于肱骨外上髁部的肌腱筋膜受到牵拉。桡侧副韧带呈扇形，起始于肱骨外上髁的下部，向下至桡骨环状韧带，并延长至桡骨的外面，最后一部分纤维越过桡骨，止于尺骨旋后肌嵴（图3-6-1）。

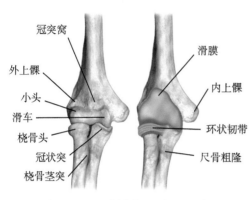

图3-6-1　肱骨外上髁解剖示意图

三、病因与病理

一般认为该病是由肱骨外上髁止点的伸指总肌腱的慢性劳损及牵拉引起的，在生产劳动和体育运动中，经常运用这些肌肉，从而引起附于外上髁部的肌腱和筋膜的劳损。对于网球和乒乓球运动员，球的冲击力作用于腕伸肌或被动牵扯该肌致损伤。病理改变以肱骨外上髁周围组织退变为主，有学者认为肌肉与骨的连接处最容易损伤，因为该处的肌腱纤维相对没有血液供应，是典型的末端病改变。病变局部充血、水肿，并可有渗出、粘连，部分肌腱、筋膜纤维断裂，周围有淋巴细胞浸润，其肌腱止点部位可因损伤出现纤维断裂、肌腱变性及血管增生，进而出现骨质增生或肌腱钙化、骨化，肌腱周围表面的筋膜粘连，血管增生，腱下的疏松组织也有损伤性炎症与粘连。由于上述各肌起始部的病理学异常，而引起分布于肱骨外上髁的神经感受器的刺激性反应，从而表现疼痛及压痛。有学者认为局部细小血管神经束从肌肉、肌腱深层发出，穿过肌筋膜或腱膜，然后穿过深筋膜达皮下，由于该部位有慢性肌腱筋膜炎，引起分布于此的外上神经束的狭窄，出现疼痛。在该部位有淋巴细胞浸润，若切断肌筋膜裂孔的神经和血管，即可消除局部疼痛。

四、临床表现

本病常见于40~50岁患者，男性略多于女性，有20%~30%患者常伴有其他并发症，如扳机指、腕管综合征、肱骨内上髁炎、肱三头肌腱炎、肩周炎等，多缓慢发病，少数曾多次有明显急性外上髁部损伤。患者感觉在肱骨外上髁、肱桡关节附近及前臂伸肌处存在持续性痛和胀痛，肘关节肿胀不明显，屈伸活动无障碍，但前臂感觉乏力，握力减轻。疼痛症状在前臂旋转，腕关节主动背伸及推、拉、提、端等动作时加剧，并向上臂及前臂端放射。症状严重者，手中握持物品会不自主落地，主利肘发病约为非主利肘的两倍。绝大多数患者可在运动中出现肘外侧疼痛，运动停止后疼痛缓解，再重复动作又出现疼痛，随着病情发展，疼痛逐渐加剧，变为持续性疼痛，甚至夜间疼痛影响睡眠。体检：肘部体检一般活动正常，局部无红肿，肱骨外上髁有一个局限而敏感的压痛点，有时在肱骨外上髁、髁上方、桡骨头及桡侧伸腕肌上部也会有明显的压痛点，病史较长者在肱骨外上髁处出现肌肉轻度萎缩现象，伸肌腱牵拉试验阳性，即将肘伸直、握拳、屈腕，然后将前臂旋前，发生肘外侧部疼痛即为阳性。

五、超声表现及评估

正常伸肌总腱为线状纤维条状结构，与其深面的桡侧副韧带在声像图上不易区分。肱骨外上髁炎高频超声声像图表现主要为：伸肌总腱厚度多有增粗，回声减低或不均匀，部分患者伸肌总腱内见点状、斑块状强回声钙化灶，肱骨外上髁皮质早期一般无异常，慢性患者会出现骨皮质不光整甚至骨刺等表现。伸肌总腱纤维局限性中断，呈低回声或无回声，绝大部分位于肌腱深层（图3-6-2）。伸肌总腱损伤时主要累及深面的桡侧腕短伸肌腱。彩色多普勒超声可探及伸肌总腱病变处有不同程度的血流信号。所以，高频超声可显示网球肘患者伸肌总腱的声像图改变，病变位置、范围，判断病变严重程度，对患者采取何种治疗具有重要的参考作用，为临床诊断网球肘提供客观支持证据，是网球肘诊断的辅助检查方法之一。

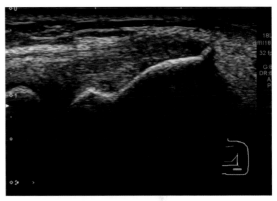

图3-6-2 肱骨外上髁炎超声表现

六、超声引导下操作方法

（1）适应证：凡肱骨外上髁炎均为针刀闭合型手术治疗的适应证。

（2）体位及消毒铺单：患者取坐位、屈肘，手掌向下，常规碘伏或安尔碘消毒3遍，铺无菌中单及无菌洞巾，准备一次性无菌耦合剂和超声隔离套。

（3）超声引导下针刀操作

①检查：将超声传感器插入装有超声导电膏的无菌套，于皮肤与传感器之间间隔手术巾和薄层无菌导电膏。探头横置于肱骨外上髁进行扫描（图3-6-3），将肱骨外上髁及皮下组织显示出来，充分探查，检查时由深至浅分别为：肱桡关节、桡侧副韧带、外上髁、伸肌总腱。将探头的头端置于外上髁，沿长轴在冠状面上可以扫查到位置浅表的伸肌总腱，调整扫查角度或探头加压有助于获得清晰图像，伸肌总腱也可以用短轴进行扫

查，但临床意义不大。正常伸肌总腱为条索样高回声结构，高频探头可以清晰显示其内平行的线状强回声，注意双侧对比。肱骨外上髁长轴显示皮质呈光滑的强回声，伸肌总腱无肿胀增厚，内部纤维回声清晰，无局部回声增强或弥漫回声减低，肌腱内部无纤维缺损，无钙化灶。还应该对肱桡关节进行扫查。患者伸肘位，手心朝上，探头放在肱桡关节位置，进行长轴检查，观察关节间隙大小、关节腔是否有积液、关节囊壁厚度等。正常肱桡关节的关节囊内无积液，关节囊厚度正常，关节间隙等宽、无变窄和加宽，关节软骨无变薄。肱骨外上髁炎患者肘关节纵向扫查显示肱骨外上髁表面回声粗糙，不光滑，前臂伸肌群（伸指总肌和桡侧腕伸肌）起始部肌肉增厚，回声增强，不均匀，可见片状低回声，肌腱结构模糊不清，撕裂，形成囊肿或少量积液（图3-6-4，图3-6-5）。

②治疗：针刀松解指伸肌肌腱：1%利多卡因局部麻醉后，选择0.40mm×75mm型号小针刀，使用平面内穿刺法，在超声图像实时监控下分离最浅层的指伸肌肌腱（图3-6-6），然后在局部血流增多部位或者有钙化部位进行剥离松解，一般3~5下出刀，后注入30μg/ml医用三氧5ml，局部压迫5分钟，最后用无菌创可贴覆盖。

针刀松解桡侧腕短伸肌筋膜：体位同前，长轴扫查桡侧腕短伸肌，平面内进针沿桡侧腕短伸肌筋膜表面局部麻醉。应用针刀在超声引导下剥离松解桡侧腕短伸肌筋膜（图3-6-7），一般3~5下出刀，后注入30μg/ml医用三氧5ml，局部压迫5分钟，最后用无菌创可贴覆盖。

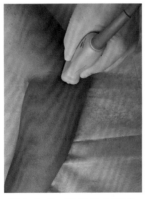

图3-6-3 肱骨外上髁炎
治疗探头位置

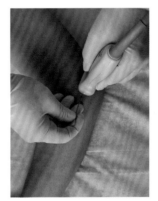

图3-6-4 肱骨外上髁炎
超声下治疗

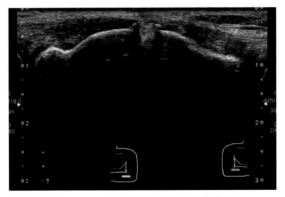

图3-6-5 超声下肱骨外上髁炎表现

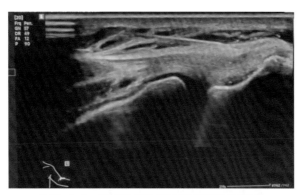

图3-6-6　超声引导下针刀松解指伸肌肌腱

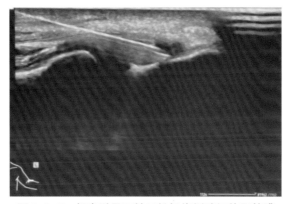

图3-6-7　超声引导下针刀松解桡侧腕短伸肌筋膜

第七节　大鱼际异物取出

一、概述

异物损伤多由异物进入人体造成或取出异物时发生，由于人体大多数组织器官质软而韧性低，尖锐异物、质硬异物以及腐蚀性异物等均可在误食、误用、突发外力、取异物不当以及延时取异物等情况下对人体造成伤害。异物存在创伤后的人体软组织中，常引起组织疼痛、肿胀甚至感染与坏死等。这些异物可能是医源性的，也可能是非医源性的，因此准确地诊断异物的形态及位置最重要。临床上定位异物会首选X线，但其有一定的弊端，对于一些木制品、植物等物品无法显影。值得注意的是，超声可以检测射线可透的异物，其敏感性可以达到95%，是传统X线最佳的替代方式。

二、正常软组织的超声表现

（1）脂肪：单纯脂肪为低回声，但不同组织结构、不同病理组织会产生不同的超声。例如脂肪瘤包含有结缔组织，便会产生平行于皮肤的线样高回声，并成为脂肪瘤特有的超声特点。其他脂肪区域会因周围的组织不同而产生不同的超声图像。

（2）肌肉：肌肉整体回声低于肌腱和皮下组织，其中肌束表现为低回声，肌束外周包绕的肌束膜、肌外膜、肌间膜及薄层纤维脂肪组织均呈较强的线状或条状高回声。纵断面，二者互相平行，排列自然有序，呈羽状、带状或梭形，轻度倾斜于肢体长轴。横断面，每条肌肉呈圆形、梭形或不规则形，肌束呈低回声，肌束间可见网状、带状及点状强回声分隔。肌肉中较大的血管呈管状无回声，CDFI和PDI可显示彩色血流信号。

（3）筋膜：薄的高回声、分界清晰的软组织界限。

（4）肌腱：高回声的肌腱是由相互交融而又平行于肌腱长轴的纤维构成，腱鞘则是由低回声将其从肌腱分隔出来的高回声区域。

（5）腱周组织：许多肌腱并没有真正的腱鞘，而是由高回声界限清晰的腱旁组织构成。

（6）滑膜/囊：这些结构由于包绕关节而常常不能单独在超声上显示而表现为类似于关节滑液的低回声影像。

（7）韧带：高回声，类似于肌腱，纤维类型依据韧带的层次结构不同而不同。

三、超声引导下操作方法

（1）适应证：凡手浅表异物损伤均为超声引导下异物取出手术治疗的适应证。

（2）体位：仰卧位或坐位，掌心向上，放于枕下，其操作更为方便。

（3）消毒铺单：常规碘伏或安尔碘将整个手消毒3遍，铺无菌中单于台面上，将手放置台面上铺无菌洞巾，准备一次性无菌耦合剂和超声隔离套。

（4）超声引导下针刀操作：定点后局部1%利多卡因麻醉，麻醉满意后，通过手肌骨彩超检查，发现手部皮肤下异物（图3-7-1），在超声辅助下行异物取出术（图3-7-2），后行常规缝合术，关闭伤口。

四、注意事项

在超声引导过程操作中，一定注意无菌操作，术中注意避免损伤肌肉血管神经。嘱患者术后连续口服1周抗生素，并分别间隔三天予以换药观察伤口情况。

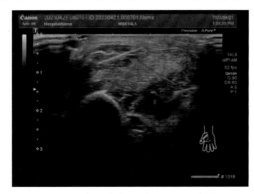

图3-7-1 右手大鱼际皮下肌层见长径约1.3cm的棒状强回声

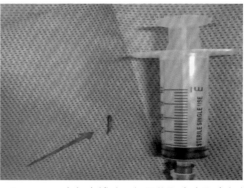

图3-7-2 在超声辅助下行异物取出术取出长径约1.3cm的木制品异物

第八节 旋前圆肌综合征

一、概述

旋前圆肌综合征，是由于正中神经通过旋前圆肌（图3-8-1）或指浅屈肌时神经受到卡压所致。临床上旋前圆肌综合征并非都为旋前圆肌卡压，然而，由于临床长期将此类病变称为旋前圆肌综合征，所以，这一命名沿用至今。

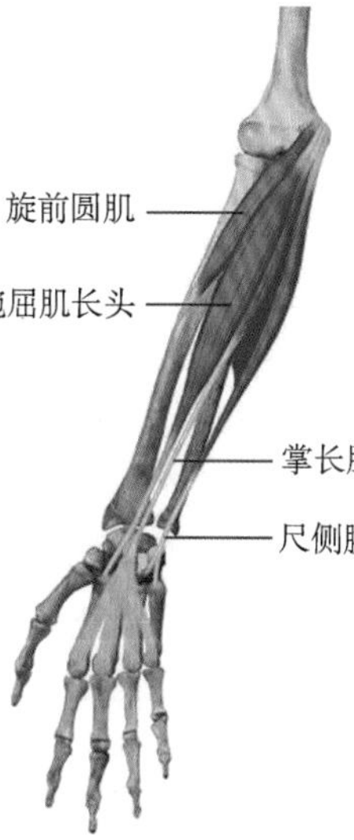

二、病因

由于正中神经通过旋前圆肌或指浅屈肌时神经受到卡压所致。

（1）Struthers韧带为少见的结构，由此引起的旋前圆肌综合征较少见。

（2）肱二头肌肥厚或紧张同样可以引起卡压。

（3）旋前圆肌纤维束带重复性旋前动作可使卡压加重。

（4）指浅屈肌腱形成的浅腱弓，亦可引起同样症状。

旋前圆肌
桡侧腕屈肌长头
掌长肌
尺侧腕屈肌

图3-8-1 旋前圆肌解剖示意图

三、临床表现

旋前圆肌综合征的发病率远少于腕管综合征，发病年龄多在50岁左右，女性患者多于男性，为男性患者的4倍以上。早期症状比较复杂，从确诊到治疗的时间往往达9个月至2年。

1.主要症状

（1）疼痛：前臂近端疼痛，以旋前圆肌区疼痛为主，抗阻力旋前时疼痛加剧。疼痛可向肘部、上臂放射，也可向颈部和腕部放射。一般无夜间痛史。此特点可与腕管综合征进行鉴别。

（2）感觉障碍：桡侧3个半手指麻木，但感觉减退比较轻，反复旋前运动可使感觉减退加重。

（3）肌肉萎缩：手指不灵活，拇、示指捏力减弱，拇、示指对指时拇指的掌指关节、示指的近节指间关节过屈，而远节指间关节过伸，鱼际肌有轻度萎缩。

2.特殊检查

（1）旋前圆肌触痛、发硬。

（2）Tinel征：阳性率较高，常于发病4～5个月后出现。

（3）正中神经激发试验

①旋前圆肌激发试验：屈肘、抗阻力下使前臂做旋前动作，肌力减弱者为阳性。

②指浅屈肌腱弓激发试验：中指抗阻力屈曲诱发桡侧3个半手指麻木为阳性。

③肱二头肌腱膜激发试验：前臂屈肘120°，抗阻力旋前，诱发正中神经支配区感觉变化为阳性（图3-8-2）。

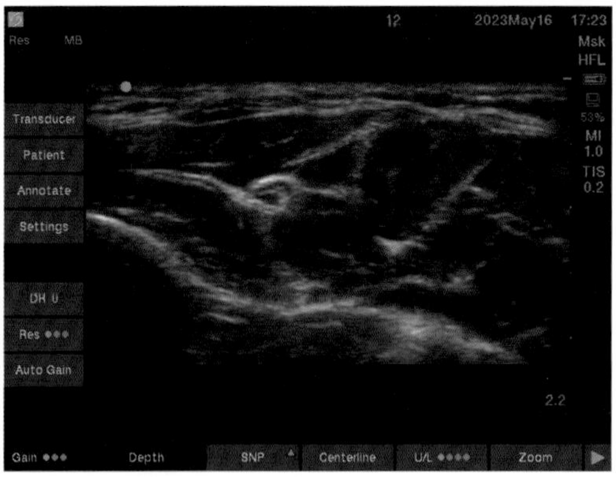

图3-8-2　增厚正中神经鞘膜

3.鉴别诊断

除需与腕管综合征进行鉴别以外，尚需与胸廓出口综合征、臂丛神经炎、神经根型颈椎病等鉴别。旋前圆肌综合征与腕管综合征的临床表现相似。两者的主要相同点为：腕部和前臂痛；大鱼际肌肌力减弱；桡侧3个半手指麻木或感觉异常。不同点为：旋前圆肌综合征无夜间痛，腕部Tinels征阴性，腕部神经传导速度正常，掌皮支区感觉减退。

四、超声引导下操作方法

操作步骤：术区消毒，铺巾，局部麻醉后，在超声引导下，确认旋前圆肌走形区域及增粗变化的正中神经，超声引导下采用4#针刀穿刺，刀口线平行韧带走行，按四步操作规程（定点、定向、加压分离、刺入）进针刀，经皮肤、皮下组织到达筋膜内，可见神经局部周围组织，予以正中神经周围纵行疏通（有切割感），前臂轻度麻胀感，无放射感为宜。无菌敷料外敷各个穿刺点。操作中患者神志清楚，配合良好。患者安返病房，主动活动良好。嘱患者保持穿刺点24小时清洁、干燥（图3-8-3，图3-8-4）。

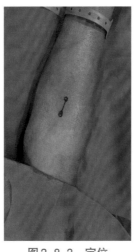

图3-8-3　定位

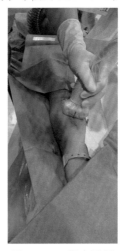

图3-8-4　超声引导

五、注意事项

（1）在超声引导下针刀操作中，一定注意无菌操作。

（2）熟练掌握旋前圆肌正中神经经常的卡压点。

（3）严格保持刀口线的方向与正中神经走形方向一致。

（4）针刀操作宜缓慢进行，以确保针刀手术的有效性及安全性。

第九节　尺骨鹰嘴滑囊炎

一、概述

滑囊是结缔组织中的囊状间隙，是由内皮细胞组成的封闭性囊，内壁为滑膜，有少许滑液。少数与关节相通，位于关节附近的骨突与肌腱或肌肉、皮肤之间。凡摩擦力或压力较大的地方，都可有滑囊存在，其作用主要是有利于滑动，从而减轻或避免关节附近的骨隆突和软组织间的摩擦和压迫。滑囊有两种：①恒定滑囊：于胚胎期发生，部位恒定的滑囊全身有100余个，如鹰嘴突滑囊、髌上囊等。②不定或附加滑囊：为了适应局部摩擦和压迫，由松弛结缔组织所形成的滑囊，如脊柱结核后突畸形引起的棘突与皮肤间的滑囊等。

二、病因

尺骨鹰嘴滑囊位于尺骨鹰嘴背侧，常见的病因可分以下两种。

1.损伤性滑囊炎

较多见，呈慢性。因长期、反复摩擦和压迫而引起，病理表现为滑膜充血、水肿，呈绒毛状。滑液增多并充盈滑囊，可致滑囊壁增厚和纤维化。急性滑囊炎常在慢性滑囊炎基础上突发，损伤较大时可伴有血性滑液渗出。

2.痛风性滑囊炎

滑囊壁可发生慢性炎症性改变，并有石灰样沉淀物沉积。

三、诊断与鉴别诊断

1.诊断

患者多有慢性损伤史和与致病相关的职业史。尺骨鹰嘴背侧有呈圆形或椭圆形，边缘清楚，大小不等的肿块。急性者疼痛、压痛明显，慢性者则较轻，肘关节可有不同程度的活动障碍（图3-9-1~图3-9-3）。

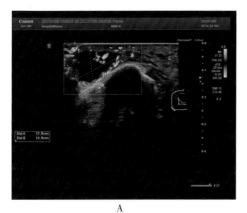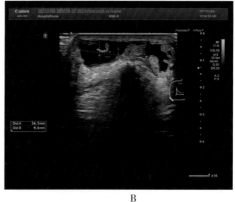

A　　　　　　　　　　　　　　　　　B

图3-9-1　尺骨鹰嘴滑囊彩超

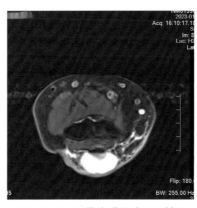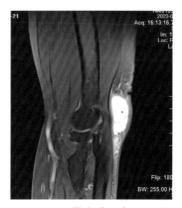

图3-9-2　尺骨鹰嘴滑囊MR轴位　图3-9-3　尺骨鹰嘴滑囊MR矢状位

2.鉴别诊断

（1）结核性滑囊炎：可为滑囊的原发性结核感染，也可继发于附近骨结核病灶，常发生于股骨大粗隆，起病缓慢，可逐渐出现肿块与疼痛，穿刺液为脓性或干酪样物，结核菌培养或动物接种呈阳性反应。

（2）类风湿滑囊炎：多伴有其他类风湿关节炎改变。

四、治疗

1.保守治疗

无菌操作穿刺进入滑囊，回抽后行浓度40μg/ml医用三氧或者激素注射后加强制动，每周1次，根据症状变化1~4次。

2.手术治疗

肿痛不缓解，可行手术切除。

手术步骤：麻醉满意后，术区常规碘伏消毒，铺无菌单，取肘关节背侧正中偏桡纵行直切口，切开皮肤、皮下组织及筋膜，探查并分离囊壁与周围组织至基底，切除囊壁，可见黏稠透明色黄积液，显露正常骨膜。冲洗伤口，充分止血，逐层闭合创口，皮下置橡皮条引流，弹力绷带包扎，上肢屈肘45°支具固定，术毕（图3-9-4）。

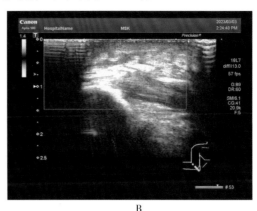

A   B

图3-9-4 尺骨鹰嘴滑囊炎切除术后

3.预后

经过治疗可以痊愈，其预后良好，有复发可能，避免肘部支撑过久，减少鹰嘴滑囊的摩擦，防止滑囊损伤和感染。

第十节 屈指肌腱狭窄性腱鞘炎

一、概述

拇长屈肌起于桡骨上段前面和骨间膜掌侧，亦经过腕管，于拇短屈肌内、外侧两头之间至拇指，止于拇指远节指骨基底部掌面，功能为屈曲拇指指间关节。由于手指的频繁活动，屈指肌腱在通过这些掌指关节骨隆起部深、浅腱鞘的起始部时容易发生摩擦或腱鞘受到硬物及掌骨头、籽骨的挤压，使腱鞘壁本身发生无菌性炎症，渗出、水肿，腱鞘壁增厚，进而修复、粘连、使管腔变窄而妨碍肌腱活动，造成腱鞘炎。

腱鞘炎的诊断一般有手指损伤或劳损史，手指伸屈疼痛，部分患者则晨起开始活动时疼痛较重，而活动一阵后则疼痛反而减轻。查体局部可触及痛性结节，拇指在掌远横纹与指间横纹上，即拇指掌指或指间横纹即关节处疼痛。第2~5指在远侧掌远横纹至近节指间横纹之间，其疼痛有时向腕部放射。腱鞘炎早期只有腱鞘摩擦感，屈伸疼痛，后期则出现弹响与"扳机"现象。

二、解剖结构

示指至小指的腱鞘滑车系统：5个环形滑车（A1、A2、A3、A4、A5）：A1、A2、A4恒定存在，A3、A5部分人可缺如；4个交叉滑车（C0、C1、C2、C3）；1个掌腱膜滑车（PM）；斜形滑车（自近节指骨近端尺侧斜形跨过远端桡侧）；第四滑车（一种可变异的环形滑车）。环形滑车屈指作用大于交叉滑车，交叉滑车主要增加肌腱刚度（图3-10-1）。

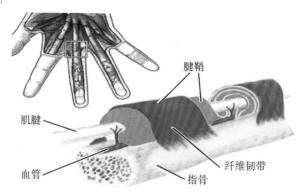

腱鞘

肌腱

血管

纤维韧带

指骨

图3-10-1　腱鞘解剖示意图

三、解剖定位

PM位于掌骨头近侧，A1、A3、A5滑车分别位于掌指关节、近端及远端指间关节区，属于掌板滑车，A2、A4滑车分别位于近节指骨、中节指骨区，属于骨滑车。交叉滑车主要位于相邻环形滑车之间，交叉滑车附着点往往与相邻的环形滑车有重叠，使滑车系统外形上虽呈节段性排列，但实际上是连续的整体，构成一个完整的功能单位。

四、超声表现

（1）横断面：中央部分表现为屈指肌腱浅面的纤细纤维样回声结构，两侧部分因各向异性和侧壁回声失落而表现为低回声。

（2）纵断面：屈指肌腱浅面、与屈指肌腱平行的类似腱鞘局部"线样"增厚的低回声或纤维样回声结构，低回声系各向异性伪像所致。

（3）毗邻：滑车浅面为皮肤与皮下脂肪层，深面为屈指肌腱和掌板或指骨。

（4）动态超声：主动或被动屈伸手指时，可见屈指肌腱在滑车内自由滑动，无论静态还是被动或主动屈伸手指，均可见指屈肌腱在A2、A4滑车水平紧邻指骨，肌腱与指骨间距离（TBD）往往小于等于1mm（图3-10-2，图3-10-3）。

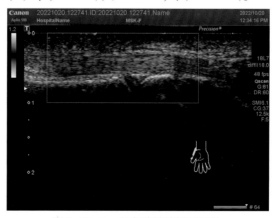

图3-10-2　正常腱鞘的解剖结构

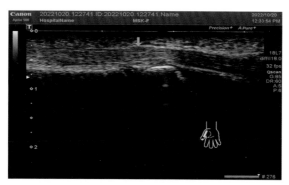

图3-10-3　红色箭头为增厚的A1滑车

五、超声引导下操作方法

（1）适应证：凡狭窄性腱鞘炎均为针刀闭合型手术治疗的适应证。

（2）体位：仰卧位或坐位，掌心向上，放于枕下，其操作更为方便（图3-10-4）。

（3）消毒铺单：常规碘伏或安尔碘将整个手消毒3遍，铺无菌中单于台面上，将手放置台面上铺无菌洞巾，准备一次性无菌耦合剂和超声隔离套（图3-10-5）。

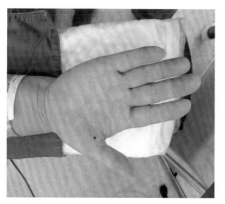

图3-10-4　定点

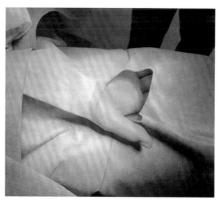

图3-10-5　消毒铺巾

（4）超声引导下针刀操作：定点后局部1%利多卡因麻醉，麻醉满意后，定向针刀刀口线与肌腱一致，加压分离后超声引导下刺入，该进针方式选择平面内进针，针刀刺入皮下后调整至A1滑车卡压部位进行纵行剥离，超声可视化下观察到腱鞘松解即可，针刀结束后局部倍他米松注射预防粘连，无菌贴贴敷72小时（图3-10-6~图3-10-8）。

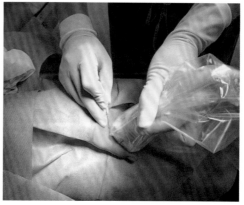

图3-10-6　屈指肌腱狭窄性腱鞘炎超声引导下平面内进针

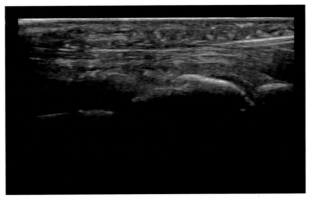

图3-10-7　屈指肌腱狭窄性腱鞘炎超声引导下进针图

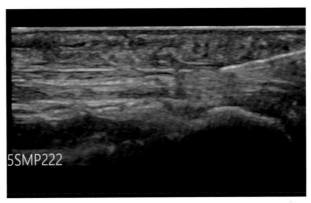

图3-10-8　屈指肌腱狭窄性腱鞘炎超声引导下针刀松解图

（5）手法操作　治疗结束后让患者指屈曲到最大限度，然后医生握住患指过伸过屈运动1~2次。

六、注意事项

在超声引导下针刀操作中，一定注意无菌操作，要检查治疗效果，将刀锋提起至皮下，让患者屈、伸患指，如无弹响和扳肌现象，活动自如，则可出刀；如根本无改变，应继续再做治疗；针刀刀口方向要始终与肌腱纵行方向一致，避免损伤肌腱，操作结束后一定嘱患者适当活动该关节防治再次粘连。

第十一节　肘管综合征

一、概述

肘管综合征是由于尺神经受到压迫而导致手部感觉和运动功能受损的疾病，且疼痛常在夜间加重，以肘部内侧疼痛为主。常见症状包括小指和环指尺侧的麻木、刺痛、手指无力等。其发病多是由于长时间重复性动作或保持同一姿势，如长时间使用电脑、打字、钢琴演奏、体育运动、保持弯曲姿势、保持伸直姿势等；或是由于某些神经病变诱发，如颈椎病、糖尿病、类风湿关节炎等；或是肘部受伤，如肘部骨折、肘关节脱位、肘部软组织损伤等。肘管综合征的发病年龄以30~50岁的中青年人群为主，男性发病率高于女性。

二、解剖结构

肘管是指肘部的骨骼结构，由上臂骨、尺骨和桡骨组成。肘关节由上臂骨的髁突和尺骨的鹰嘴突、桡骨头组成，形成一个三角形的关节面。肘管内还包括肘关节囊、关节软骨、关节滑膜、肌肉、韧带、神经和血管等组织结构。肘关节的运动主要由肱三头肌、肱二头肌、桡侧腕屈肌、尺侧腕伸肌等肌肉控制。

肘管由底和顶共同围成，其中，肘管的底由关节囊和尺幅韧带的前、后、横三束构成。肘管的顶由肘支持带形成，其连接肱骨内上髁与尺骨鹰嘴，并且与尺侧腕屈肌肱骨头和尺骨头之间的筋膜相连。

三、诊断

肘管综合征的诊断需结合临床表现和电生理检查、超声检查及MRI等进行。临床表现：①小指及环指尺侧麻木不适，有针刺感或蚁走感；②精细活动受限，有时写字、使用筷子动作不灵活；③随病情进展，患肢尺侧腕屈肌及环、小指指深屈肌肌力减弱，患手肌萎缩，肌力下降，严重者可出现环、小指爪形手畸形；④尺神经叩击试验阳性、Froment征阳性、Wartenberg征阳性。超声检查可以通过测量神经受压部位的直径、横截面积和回声情况来评估尺神经损伤的程度。MRI可以显示局部肌肉失去神经支配的变化和神经受压部位周围解剖结构的变化，如骨间肌萎缩（图3-11-1）、爪形手（图3-11-2）。

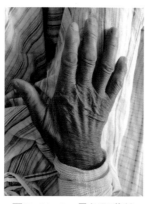 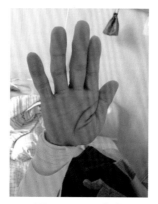

图3-11-1 骨间肌萎缩　　图3-11-2 爪形手

四、治疗

肘管综合征的治疗主要包括保守治疗和手术治疗，保守治疗包括物理治疗、药物治疗等，手术治疗包括肘管解剖松解术、肘管切开术等。

（1）物理治疗包括中药热敷、按摩、理疗和针灸等，通常可以帮助缓解肘关节周围的肌肉张力，促进血液循环和神经的恢复，缓解疼痛和麻木等症状。

（2）药物治疗包括营养神经药物，比如甲钴胺、丁苯酚类等；消炎止痛类药物，如扶他林片、双氯芬酸钠等；活血化瘀类的中药，如桃仁、红花、当归等。

（3）手术治疗

①肘管解剖松解术：通过切开暴露肱二头肌腱，在肱二头肌腱腱性部分要做Z字切开及Z形延长，对肱二头肌腱表面的深筋膜进行彻底的松解，并松解肱二头肌在桡骨结节上的止点。若松解不足，可以在肱二头肌腱深面分离肱肌，将其腱膜切开延长，在伸直位再进行肱二头肌腱缝合，既可以达到完全肘关节的松解，又可以保留肘关节的屈曲功能。

②肘管切开术：将肘管切开，把神经从肘管压迫的部位解放出来，使肘管周围空间得到充分释放，这是最简单也是最早开展的一种术式，但该术式的缺点是减压不彻底，针对部分疾病是禁忌，临床审慎而用。

五、超声表现

（1）关节腔：正常肘关节腔通常显示为清晰的、无积液的结构。关节腔内应该没有异常增厚、囊肿或异物存在。

（2）肌腱：正常的肘管超声评估肱骨肌腱、尺骨肌腱和肱桡肌腱。通常显示为规则的、连续的、良好回声的结构，与周围组织界限清晰。无断裂、损伤或局部肿胀。

（3）韧带：肘关节的主要韧带包括尺侧韧带和尺桡韧带。正常超声应显示这些韧带清晰、结构完整，无断裂、增长和异常变化。

（4）关节结构：肘关节皮下脂肪、肌肉、血管和神经应该显示为对称均匀的回声模式，无异常的肿胀、损伤或肿块（图3-11-3，图3-11-4）。

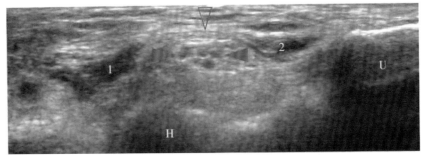

1：尺侧腕屈肌肱头；2：尺侧腕屈肌尺头；▲：尺神经；

△：Osborne 支撑带；U：尺骨；H：肱骨

图3-11-3　正常肘管超声示意图

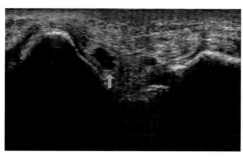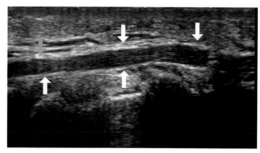

图3-11-4　肘管短轴切面示意图

肘关节滑膜增生挤压肘管处尺神经，黄箭头指示增生的滑膜

六、超声引导下操作方法

（1）适应证：诊断为肘管综合征，排除颈椎病等其他影响因素。

（2）体位：患者常规取背向操作者而坐，患肢肘部略屈曲、前臂旋前，手撑在检查床上；不宜久坐的患者可取仰卧位，患肢外展、外旋放于头侧，肘部屈曲旋外。

（3）消毒铺单：超声通过定位尺骨鹰嘴和肱骨内上髁定位肘管并识别尺神经（图3-11-5）。

（4）超声引导下介入治疗：实时超声监测下行尺神经周围药物注射，注射液为1 ml罗哌卡因+1 ml倍他米松+2 ml生理盐水（图3-11-6）。

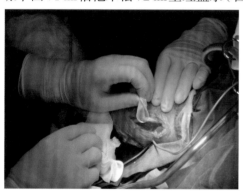

图3-11-5　肘管内尺神经识别

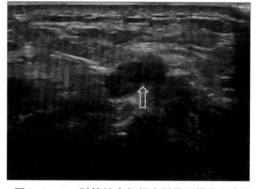

图3-11-6　肘管综合征超声引导下操作示意图

超声引导下肘管处尺神经周围药物注射，黄箭头指示肿胀的尺神经，红箭头指示注射针

七、注意事项

患者的准备：患者需要在手术前进行全面的身体检查，确保身体健康状况良好，同时需要告知患者手术的风险和注意事项；手术器械的准备：手术器械需要进行严格的消毒和灭菌处理，以确保手术过程中不会引入细菌感染；超声引导下的操作：手术过程中需要严格按照超声引导下的操作步骤进行，确保手术的准确性和安全性；术中监测：手术过程中需要对患者的生命体征进行监测，如心率、血压等，以及对手术部位进行监

测，确保手术过程中不会出现意外情况；术后护理：手术结束后需要对患者进行密切观察和护理，如对手术部位进行冷敷、止痛等，以及对患者进行定期随访和复查，确保手术效果良好。

八、预后

肘管综合征是一种常见的神经病变，其发病原因和发病规律与长时间重复性动作、肘部受伤、神经病变、长时间保持同一姿势等因素有关。对于肘管综合征的治疗，应根据患者的具体情况选择合适的治疗方法，早期诊断和治疗可以有效地缓解症状，提高生活质量。

第十二节　腕管综合征

一、概述

腕管综合征（CTS）是临床上最常见的周围神经卡压性疾病。CTS是由于正中神经在腕管中受压，导致神经功能下降，进而引起手指的麻木、刺痛、乏力为主的神经卡压性疾病。CTS在普通人群中的患病率约为8.0%。其中女性为10.0%，男性为5.8%。患病率和年龄也密切相关，30岁以下人群患病率为3.7%，而50岁以上达到11.9%。

手和腕长期过度使用引起慢性损伤，腕横韧带及肌腱均可发生慢性损伤性炎症，管腔狭窄是最常见的原因。其次，腕部急性损伤、桡骨远端骨折、月骨脱位，可引起正中神经急性或继发受压，某些全身疾病可通过腕管内容物增大，引起自发性正中神经损害。

CTS的诊断多有长期、重复的劳损，正中神经支配的手掌桡侧三个半手指（拇指、示指、中指和环指桡侧）的麻木和刺痛。疾病初期多表现为夜间痛，患者常常从睡眠中醒来，感觉手部的麻木、刺痛和肿胀感，在甩动手腕后症状会缓解；病情加重后症状开始发生在白天，特别在做一些腕关节的重复动作时会诱发，严重时麻木和疼痛可从腕关节近端放射至前臂、上臂甚至肩部；疾病的最后阶段会出现持续性的感觉异常和大鱼际肌的萎缩，造成拇指的外展和内收肌力下降。患者会感到手指无力、笨拙和精细运动能力下降。体检：感觉减退（主要为痛觉减退）——以示、中指末节掌面为多。肌力减退和肌萎缩——以拇指展肌肌力减退为主，大鱼际的肌肉萎缩。Tinel试验和Phalen试验是CTS常用的临床检查方法。通过叩击腕部正中神经区域诱发手指麻木视为Tinel试验阳性；前臂上举、屈肘、双腕屈曲90°，手指伸直，手背合拢，如果在1分钟内出现症状复制或加重，则认为是Phalen试验阳性。电生理检查（EDX）在检查神经损伤引起的功能障碍方面十分敏感，包括神经传导检测（NCS）和肌电图（EMG）。高频超声（HFUS）检查可再现神经束膜和外膜及其周围结构间的立体解剖关系。CTS患者正中神经受压部位体积减小，而在受压近端或远端的神经明显增粗。在超声下对腕部豌豆骨平面和钩骨平面的正中神经横截面积及腕横韧带厚度的测量可作为EDX的补充方法和量化指标，协助诊断CTS。MRI具有极佳的成像能力，可提供腕管内各个结构的细节，还能应用弥散张量成像（DTI）技术探测正中神经的损伤；但其在诊断能力上并不优于EDX和超声，同时由于其成本较高，目前并不推荐其作为CTS的常规检查手段。

二、解剖结构

腕管系统：腕管位于掌根部，底部和两侧由腕骨构成，腕横韧带横跨其上，形成骨–纤维通道。腕管底部是三角骨、月骨、舟骨，两侧是尺侧腕屈肌、桡侧腕屈肌和豌豆骨，浅表面是腕横韧带。9条屈肌腱穿过腕管：4条来自指浅屈肌，4条来自指深屈肌，1条来自拇长屈肌。腕管包含两个滑囊：包住拇长屈肌的桡侧滑囊和包住指深屈肌腱和指浅屈肌腱的尺侧滑囊。腕管的内容物由浅至深可分为三层：第一层是正中神经，第二层是指浅屈肌腱，第三层是指深屈肌腱。正中神经是腕管中最浅表的结构，位于腕横韧带和尺侧滑囊之间，因此容易受到内外压力的压迫（图3-12-1）。

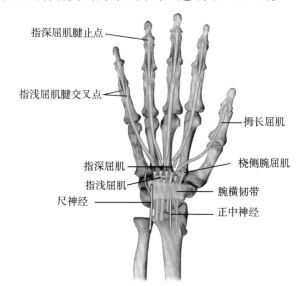

图3-12-1　腕管系统解剖结构

三、超声表现

正常腕管处正中神经横切面呈椭圆形，位于腕横韧带的下方、第2指屈肌腱或第3指屈肌腱的浅侧和拇长屈肌腱的内侧。纵切面显示正中神经向远端走行过程逐渐变细（图3-12-2）。

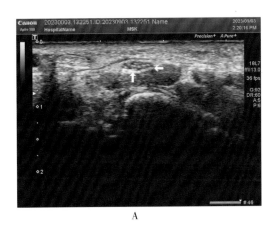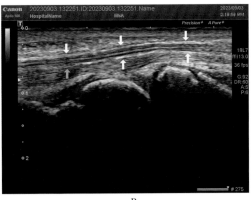

图 3-12-2　正中神经

图 A：横切面；图 B：纵切面

四、超声引导下操作方法

（1）适应证：凡腕管综合征均为针刀闭合型手术治疗的适应证。

（2）体位：仰卧位或坐位，掌心向上，放于垫枕上，其操作更为方便。

（3）消毒铺单：常规碘伏或安尔碘将整个腕掌部消毒 3 遍，铺无菌中单于台面上，将腕掌部放置台面上铺无菌洞巾，准备一次性无菌耦合剂和超声隔离套。

（4）超声引导下针刀操作：定点腕横韧带 Tinel 征阳性点，局部 1% 利多卡因麻醉，麻醉满意后，在中掌横纹与远侧掌横纹之间，掌长肌腱尺侧约 0.5cm 处进针，由近向远端"犁田"式推切，将腕横韧带彻底松解开，超声可视化下观察到腕横韧带松解即可，针刀结束后局部注入地塞米松 5mg+2% 利多卡因共 3ml，无菌贴贴敷 72 小时（图 3-12-3~图 3-12-7）。

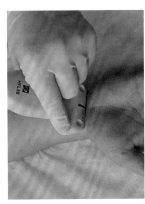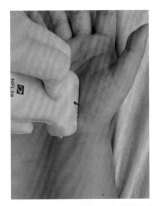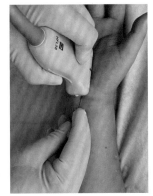

| 图 3-12-3　腕管综合征探头摆位短轴 | 图 3-12-4　腕管综合征探头摆位长轴 | 图 3-12-5　腕管综合征超声下针刀松解 |

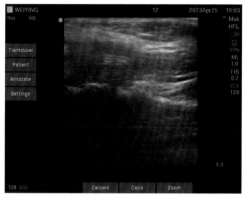
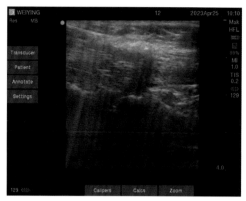

图 3-12-6　腕横韧带增厚卡压正中神经　　　图 3-12-7　针刀松解腕横韧带

五、注意事项

（1）在超声引导过程中针刀操作中，一定注意无菌操作。

（2）熟练掌握腕横韧带、正中神经、屈指肌腱的体表投影。

（3）严格保持刀口线的方向与正中神经、屈指肌腱的走形方向一致。

（4）针刀操作易缓慢进行。严格遵守以上注意事项，针刀则很难损伤到正中神经及屈指肌腱。即使针刀触及到正中神经，患者会马上有窜麻感，我们可以及时调整刀口线的方向，从而达到有效松解腕横韧带的同时又避免损伤正中神经及指屈肌肌腱，以确保针刀手术的有效性及安全性。

第十三节　腱鞘囊肿

一、概述

腱鞘囊肿是一种常见的软组织肿块，通常出现在手腕、手掌和手指等部位。它是由于腱鞘内的液体积聚而形成的囊肿，通常是由于腱鞘炎、过度使用手部肌肉和关节炎等因素引起的。腱鞘囊肿通常是无痛的，但当它们增大时，可能会压迫周围的神经和血管，导致疼痛和不适。

1.发病原因

目前腱鞘囊肿的发病原因尚不完全清楚，但是已经有一些研究表明，以下因素可能与腱鞘囊肿的发生有关。

（1）劳动强度过大：长期从事手部重复性劳动的人群，如打字员、钢琴家、木工等，容易患上腱鞘囊肿。

（2）手部受伤：手部受到外力撞击或扭伤，也容易导致腱鞘囊肿的发生。

（3）长期压迫：手腕处长期受到压迫，如佩戴过紧的手表或手环等，也可能导致腱鞘囊肿的发生。

（4）遗传因素：有些人可能存在遗传因素，容易患上腱鞘囊肿。

2.发病规律

（1）年龄分布：腱鞘囊肿的发病年龄以30~50岁为主，但也有一些年轻人患上腱鞘囊肿的情况。

（2）性别分布：女性比男性更容易患上腱鞘囊肿，这可能与女性手部劳动强度较大有关。

（3）部位分布：腱鞘囊肿主要发生在手指和手腕处，其中以拇指和小指最为常见。

二、诊断

腱鞘囊肿的诊断需要综合考虑病史、体格检查、影像学检查和活检等多种方法，以确定囊肿的性质和治疗方案。具体包括以下几个方面。

（1）病史询问：医生会询问患者的病史，包括症状的持续时间、疼痛的程度、是否有外伤等。

（2）体格检查：医生会对患者进行手部的体格检查，包括触摸、压痛、活动度等，以确定囊肿的位置、大小和形状。

（3）影像学检查：医生可能会建议进行X线、超声、MRI等影像学检查，以确定囊肿的位置、大小和形态，并排除其他疾病的可能性。其中相对于其他成像技术，超声检查具有一些优势。它是一种实时检查，可提供患处动态图像，并且可以在多个平面进行检查。此外，超声检查无放射性，不会对人体产生有害影响。

（4）活检：如果医生怀疑囊肿是恶性的，可能会建议进行活检，以确定是否存在癌细胞。

（5）诊断性治疗：如果囊肿的症状不明显，医生可能会建议进行诊断性治疗，例如注射激素或抽取囊液，以确定囊肿的性质。

三、超声表现

腱鞘是一种保护和支持肌腱的结构，由多层纤维组成。它主要由两个部分组成，即外层纤维和内层滑膜。外层纤维是由胶原纤维和弹性纤维组成，它们形成了一个坚固的外壳，保护肌腱不受外部伤害。这些纤维还可以帮助肌腱保持形状和稳定性，防止肌腱在运动中扭曲或变形；内层滑膜是一层光滑的组织，覆盖在外层纤维上（图3-13-1）。它主要由一种叫做滑液的液体组成，这种液体可以减少肌腱和周围组织之间的摩擦，使肌腱在运动中更加顺畅。

腱鞘还有一些其他的结构，比如腱鞘隧道和腱鞘瓣膜。腱鞘隧道是指肌腱穿过的一些狭窄的通道，这些通道可以帮助肌腱保持稳定性（图3-13-2）。腱鞘瓣膜是指一些位于腱鞘内部的膜状结构，它们可以帮助肌腱在运动中更加顺畅地滑动。

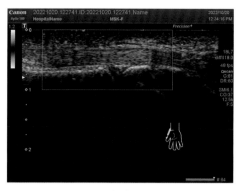

图3-13-1 正常腱鞘的超声表现

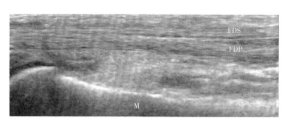

图3-13-2 掌侧第三指屈肌腱长轴切面

FDS：指浅屈肌腱；FDP：指深屈肌腱；M：掌骨

四、治疗

腱鞘囊肿的治疗方法主要包括手术和非手术治疗两种，其中非手术治疗包括物理治疗、药物治疗、中医治疗和穿刺治疗等。物理治疗是通过运动疗法和康复练习来缓解症状和促进康复。通过设计特定的运动方案，包括伸展、强化和平衡练习，增强周围肌肉和韧带的支持，改善患处的功能。药物治疗除了非处方药物，如非甾体抗炎药（NSAIDs），还可口服或局部使用类固醇药物，以减轻炎症和缓解疼痛。中医治疗如针灸、拔罐和中药等，常被用于腱鞘囊肿的治疗。针灸通过刺激特定穴位以促进气血流通和身体自愈能力。拔罐可通过产生负压来促进淋巴循环和血液循环，减轻疼痛和炎症。中药多被用于内服或外敷，促进组织修复和减轻症状。穿刺治疗是通过针头穿刺囊肿并抽出囊内液体来减轻囊肿的压力和症状，但需注意复发的风险。对于较大、复杂或反复发作且其他方法治疗无效的腱鞘囊肿，需进行手术治疗，通常涉及切开囊肿并彻底清除囊肿组织。术后避免患病关节剧烈活动，以防复发。

五、超声引导下操作方法

（1）适应证：凡诊断为腱鞘囊肿均可行穿刺治疗。

（2）消毒铺单：常规消毒铺巾后，以2%利多卡因注射液局部浸润麻醉，并将少量利多卡因注射液注入囊肿内稀释囊液。

（3）超声引导下介入治疗：在超声引导下穿刺囊肿进行抽吸，并对囊壁进行多点多次切割开窗，徒手对囊肿进行挤压将囊液排入周围组织间隙，直至超声观察囊液完全排尽后，将2%利多卡因注射液和复方倍他米松注射液1∶1配比的1 ml混悬液注入囊腔（图3-13-3）。

（4）术后：术毕穿刺处覆盖无菌敷料行弹力绷带加压包扎48小时，嘱患者术后制动2周并适当冷敷。

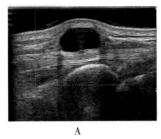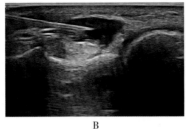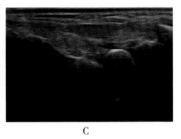

图3-13-3　腱鞘囊肿超声引导操作

A.彩色多普勒血流成像（CDFI）显示囊壁及内部未见明显血流，信号无分隔；B.予以超声引导下穿刺抽液及囊壁粗针开窗切割；C.向囊腔注入复方倍他米松1ml保留，术后6个月复查右侧腕背部囊性包块消失

六、注意事项

腱鞘囊肿介入手术是一种微创手术，需要注意以下几点。

（1）术前准备：患者需要进行全面的身体检查，包括血常规、肝肾功能、心电图等检查，确保患者身体状况适合手术。术前需要告知患者手术的风险和注意事项，以及手术后的护理和康复。

（2）麻醉方式：腱鞘囊肿介入手术可以采用局部麻醉或全身麻醉，具体麻醉方式需要根据患者的身体状况和手术情况来决定。

（3）手术操作：手术过程中需要注意手术区域的消毒和无菌操作，避免感染。手术时需要准确定位腱鞘囊肿的位置和大小，避免误伤周围组织和神经血管。

（4）术后护理：手术后需要对患者进行观察和护理，包括监测患者的生命体征、伤口的愈合情况和疼痛程度等。患者需要遵照医生的建议，注意伤口的清洁和消毒，避免感染和创口裂开。

（5）康复训练：手术后需要进行适当的康复训练，包括手指的活动、肌肉的锻炼和按摩等，帮助恢复手部功能和减轻疼痛。患者需要遵照医生的康复计划，定期复诊，确保手术效果和康复进程。

七、预后

腱鞘囊肿介入手术的预后通常是良好的。手术后，患者通常可以立即恢复正常活动，并且疼痛和肿胀会逐渐减轻。大多数患者可以在几天内回到正常的日常活动中。

第十四节　桡骨茎突狭窄性腱鞘炎

一、概述

拇长展肌，起自桡骨、尺骨的背面和前臂骨间膜，走行于桡侧腕伸肌、指伸肌的深面和拇短伸肌的上方，在伸肌支持带深层，拇长展肌与拇短伸肌腱走行于同一个纤维鞘中，随后拇长展肌腱向下止于第一掌骨。拇短伸肌起自桡、尺骨背面和骨间膜，止于拇指第1节指骨底，其功能为伸拇指。桡骨茎突腱鞘炎是由于拇指或腕部活动频繁，使拇短伸肌腱和拇长展肌腱在桡骨茎突部腱鞘内。长期反复地相互摩擦，导致肌腱与腱鞘产生无菌性炎症、渗出、水肿，腱鞘壁增厚，进而修复、粘连、使管腔变窄而妨碍肌腱活动，造成腱鞘炎。

腱鞘炎的诊断一般有手腕损伤或劳损史，腕关节桡侧疼痛，疼痛可向前臂及拇指放射，活动腕关节、拇指时疼痛明显，并且逐渐加重，导致无力提重物。查体桡骨茎突表面或其远侧可有局限性压痛，并且有时可触摸到痛性结节。腱鞘炎早期只有腱鞘摩擦感，屈伸疼痛，后期则出现弹响与"扳机"现象。

二、解剖结构

拇长展肌位于前臂背面中部，在肘肌和旋后肌止点下方（止于肱骨上三分之一前面）起自尺骨和桡骨中部的背面及二者之间的骨间膜，肌纤维向下外方移行于长腱，在前臂下外侧与桡侧腕短伸肌和桡侧腕长伸肌肌腱斜行交叉，经上述两肌腱的浅面下行，经伸肌支持带深面至手，止于第一掌骨底外侧，收缩使拇指外展，前臂旋后。

拇短伸肌紧贴拇长展肌的外侧，为较小的梭形肌，在拇长展肌起点的下方起自桡骨背面及其附近的骨间膜，肌纤维斜向下外方移行于长腱，紧贴拇长展肌的外侧下行，其行程与拇长展肌肌腱相同。两者共用一个伸肌腱鞘止于拇指第一指骨底的背侧，此肌收缩，伸拇指第一节指骨，并使拇指外展。桡骨远端向前延伸出的锥状突起为桡骨茎突，桡骨茎突掌侧下端外侧面向外前侧突出纵行骨嵴，是桡骨茎突部纵行结构上最突起的骨性结构。掌侧骨嵴和背侧骨嵴构成了骨沟，狭窄而浅，底面凹凸不平，沟面覆盖腕背韧带（伸肌支持带），骨沟与腕背韧带构成了骨性纤维管，拇长展肌与拇短伸肌肌腱共用一个腱鞘通过骨性纤维管，与其他肌腱分开（图3-14-1）。

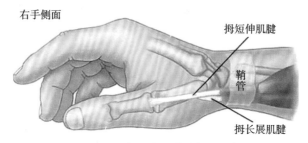

图3-14-1 桡骨茎突腱鞘解剖示意图

三、超声表现

（1）横断面：表现为拇长展肌腱和拇短伸肌腱并列排列的纤细纤维样回声结构。

（2）纵断面：平行的类似腱鞘局部"线样"增厚的低回声或纤维样回声结构，低回声系各向异性伪像所致。

（3）动态超声：主动或被动屈伸拇指时，可见拇长展肌腱和拇短伸肌腱在滑车内自由滑动，无论静态还是被动或主动屈伸手指（图3-14-2，图3-14-3）。

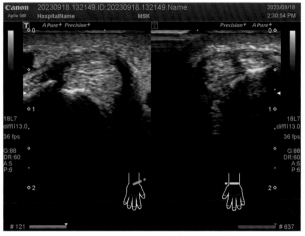

图3-14-2　腱鞘纵断面超声图像：桡骨茎突狭窄性腱鞘炎，显示腱鞘增厚

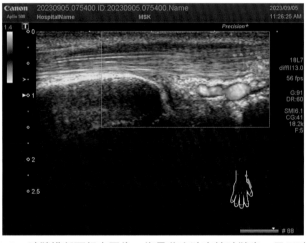

图3-14-3　腱鞘横断面超声图像：桡骨茎突狭窄性腱鞘炎，显示腱鞘积液

四、超声引导下操作方法

（1）适应证：凡桡骨茎突狭窄性腱鞘炎均为针刀闭合型手术治疗的适应证。

（2）体位：仰卧位或坐位，手腕垫高，其操作更为方便。

（3）消毒铺单：常规碘伏或安尔碘将整个手消毒3遍，铺无菌中单于台面上，将手放置台面上铺无菌洞巾，准备一次性无菌耦合剂和超声隔离套。

（4）超声引导下针刀操作：定点后局部1%利多卡因麻醉，麻醉满意后，定向针刀刀口线与肌腱一致，加压分离后超声引导下刺入，该进针方式选择平面内进针，针刀刺入皮下后调整至卡压部位进行纵行剥离，超声可视化下观察到腱鞘松解即可，针刀结束后局部倍他米松注射预防粘连，无菌贴贴敷72小时（图3-14-4～图3-14-7）。

（5）手法操作：治疗结束后让患者握拳尺偏到最大限度，然后医生握住患肢过伸过屈运动1~2次。

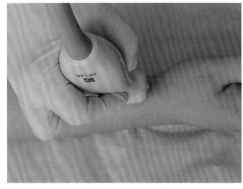

图3-14-4　桡骨茎突狭窄性腱鞘炎探头摆位

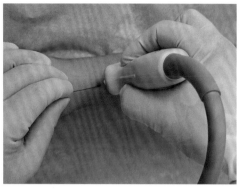

图3-14-5　桡骨茎突狭窄性腱鞘炎超声下针刀治疗

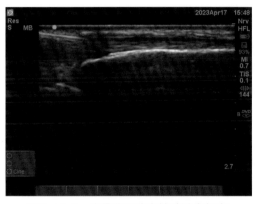

图3-14-6　桡骨茎突狭窄性腱鞘炎超声
引导下进针图

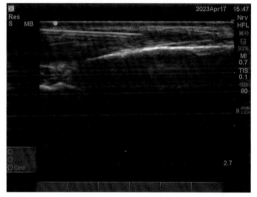

图3-14-7　桡骨茎突狭窄性腱鞘炎超声引导下
针刀松解图

五、注意事项

在超声引导下针刀操作中，一定注意无菌操作，提前熟悉解剖，避免损伤神经韧带血管。要检查治疗效果，将刀锋提起至皮下，让患者屈、伸患指，如无弹响和扳机现象，活动自如，则可出刀；如根本无改变，应继续再做治疗；针刀刀口方向要始终与肌腱纵行方向一致，避免损伤肌腱，操作结束后一定嘱患者适当活动该关节防止再次粘连。

第四章　超声引导下针刀治疗下肢疾病

第一节　弹响髋

一、概述

弹响髋是指髋关节在某种运动时引起髋关节及下肢运动受限、出现声响或局部疼痛的一种常见病。患者髋部一般没有疼痛症状，但会有不适感，髋关节特定活动时有弹响。严重者可引起大转子滑囊炎、髂腰肌肌腱炎等。普通人群发病率达5%~10%，女性多发，双侧多见。尤以舞者、运动员、健身爱好者、肥胖者多发。目前，普遍认为劳损是造成本病的主要原因。另外，长期肌内注射史、髋部手术、创伤及发育异常也可引起。

二、分型

目前对于弹响髋比较公认的分型为关节内型和关节外型两种类型，关节外型又分为内侧型和外侧型弹响髋。不同分型的弹响髋，发生弹响的组织不同，发生弹响的部位也不一样。

（1）外侧型：最常见的弹响髋类型。是由大腿外侧髂胫束增厚部分划过股骨大转子时产生弹响或者是由于臀大肌纤维化所引起髂胫束紧张。若病情严重还可以引起姿势性下腰痛，髋关节脱位，髋关节屈曲、外展、外旋畸形等。

（2）内侧型：对于内侧型弹响髋产生的因素，目前有以下几种：①由髂腰肌在髂耻隆起上来回滑动引起的弹响；②由髂腰肌在小转子前内侧的骨性突起部位处受到摩擦引起；③髋关节前方关节囊炎性增厚摩擦髂腰肌引起内侧型髋关节弹响；④骶髂关节紊乱和内侧型弹响髋的发生存在联系。

（3）关节内型：关节内型弹响髋较少见，一种常发生于儿童，由于股骨头在髋臼的后上方边缘轻度自发性移位而造成，大腿突然屈曲和内收则发生弹响，日久可变成习惯性。一种发生于成人，由于慢性劳损，髂股韧带增厚，在向后或向外旋大腿时，与股骨头摩擦而产生弹响。

三、解剖结构

外侧型弹响髋是最常见的类型，大部分研究者认为是由于髂胫束增厚部分划过大转子时产生弹响，或者是由于臀大肌纤维化所引起。髂胫束起于髂前上棘至髂结节的外侧唇，其上部分为两层，包裹阔筋膜张肌与之紧密结合，下部前缘为上述两层筋膜相互愈合而成，后部与臀大肌肌腱相延续，整体向下越过股骨大粗隆后方，与大腿外侧肌间隔密切相连，以纵行纤维附着于胫骨外侧髁，形成上宽下窄的腱性结构。由于各种原因引起髋关节周围软组织发生炎性改变，或因先天性发育不良，导致髂胫束的后缘或靠近肌肉止点的臀大肌肌腱部的前缘增厚，在髋关节屈曲、内收或旋内时，增厚紧张的组织滑过大粗隆的突起发生摩擦，或者挛缩肌肉导致髋关节运动周期延长，内关节面间过度挤压摩擦，运动员在大腿抬高内收的情况下迅速蹬伸大腿或外展髋部，造成阔筋膜张肌撕裂，使肌肉筋膜之间的纤维发生粘连，造成局部血液循环障碍，髂胫束痉挛、挛缩，挛缩增厚的髂胫束与大转子之间摩擦产生弹响。

四、超声表现

（1）缝匠肌（Sa）和阔肌膜张肌（TFL）肌腱于髂前上棘（ASIS）附着点的短轴切面见图4-1-1。

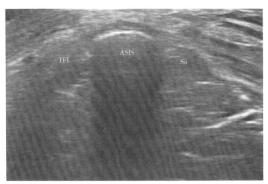

图4-1-1　缝匠肌（Sa）和阔肌膜张肌（TFL）肌腱于髂前上棘（ASIS）附着点的短轴切面

（2）髋部髂胫束均增厚，因患者肌体发育不同而厚薄程度不一，患者髋关节做屈曲、内收、内旋动作时，可听见弹响，亦可摸到带状结构滑过股骨大粗隆。嘱患者侧卧位，超声动态观察证实髂胫束与股骨大粗隆产生摩擦（图4-1-2）。

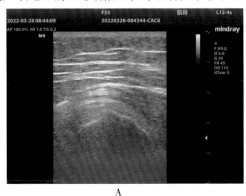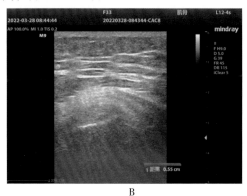

A　　　　　　　　　　　　B

图4-1-2　髂胫束增厚超声图

五、诊断

1.临床表现

本病临床一般无特殊症状，只是活动时髋部有弹响。有时伴轻度酸胀感，患者常常感到精神紧张。弹响的产生可呈随意性或习惯性，后者常出现疼痛。患者主动屈曲、内收或内旋髋关节时，可以触觉到大转子部有肥厚腱性组织的弹跳感。绝大多数患者没有自觉症状，少数患者在发出声响时有轻微钝痛部分合并大粗隆滑囊炎，局部可有压痛。

2.诊断要点

（1）患者在屈伸髋关节时于转子后常有弹响发生。

（2）患侧下肢酸、胀、痛，有时向外下方放射，转体、伸髋等活动时尤为明显。

（3）臀部及转子后有压痛，压痛点皮下可触及条索状硬结。

（4）严重者髂胫束挛缩时，髂胫束挛缩试验为阳性（患者侧卧屈膝，使患腿外展背伸，内收大腿，不能并拢膝关节者为阳性）。

（5）X线片一般为阴性。

六、超声引导下操作方法

1.治疗适应证

（1）符合弹响髋外侧型诊断标准者。

（2）病程2个月以上，1个月内未经过痛点封闭、针灸、关节镜、针刀等局部治疗的患者。

（3）经告知治疗方案后，自愿作为治疗对象，且能配合治疗并配合完成疗效评价及随访者。

2.治疗禁忌证

（1）不符合诊断标准者。

（2）有外伤史，或明确存在髋部骨折脱位、重度骨关节炎、股骨头坏死情况者。

（3）髋关节存在先天或后天的畸形者。

（4）妊娠期妇女。

（5）腰椎间盘突出症或腰椎管狭窄症引起观察侧肢体疼痛、麻木的患者。

（6）患髋局部皮肤瘢痕、患皮肤病或接受过放射治疗者。

（7）有褐黄病性骨关节病史、类风湿关节炎病史、风湿性关节炎及痛风性关节炎病史的患者。

（8）患有肿瘤、结核者，或合并有严重心脑血管疾病、肝肾功能异常、凝血功能障碍等疾病的患者。

（9）对小针刀治疗有恐惧心理的患者。

（10）精神病患者或其他存在不利于沟通情况的患者。

3.治疗原则

依照针刀医学关于人体弓弦力学系统及疾病病理构架的网眼理论，该病是髋部软组织的慢性劳损引起髂胫束的后缘或臀大肌的前缘增厚挛缩，引起临床表现，应用改造型弹响髋专用针刀，切断增厚及挛缩的部分肌腱及纤维结缔组织，从而恢复髋关节的力学平衡。

4.操作方法

（1）体位：健侧卧位。

（2）体表定位：股骨大转子。

（3）消毒铺单：常规碘伏或安尔碘将整个施术部位消毒3遍，患侧髋部铺无菌洞巾，准备一次性无菌耦合剂和超声隔离套。

（4）麻醉：用1%利多卡因局部浸润麻醉，每个治疗点注药1ml。

（5）刀具：弹响髋专用针刀。

5.针刀操作

定点后局部1%利多卡因麻醉，麻醉满意后，定向针刀刀口线与髂胫束走行方向一致，加压分离后超声引导下刺入，该进针方式选择平面内进针，超声可视化下观察到粘连瘢痕松解。

将髋关节置于最大内收位，在股骨粗隆上后方找到粘连、挛缩点。刀口线与髂胫束走行方向一致，针刀经皮肤、皮下组织，刀下有坚韧感时，即到达臀大肌与髂胫束结合部挛缩点的前部，此时，调转刀口线90°，向后用提插刀法切割粘连挛缩部，直到刀下有松动感。一般切割范围为3cm。再次在股骨大转子尖部定位。刀口线与髂胫束走行方向一致，针刀体与皮肤垂直，针刀经皮肤、皮下组织，当刀下有韧性感时，即到达髂胫束，再向内刺入1cm，纵疏横剥3刀，范围0.5cm。在大腿外侧定位，刀口线与髂胫束走行方向一致，针刀体与皮肤垂直，针刀经皮肤、皮下组织，当刀下有韧性感时，即到达髂胫束，再向内刺入1cm，纵疏横剥3刀，范围0.5cm。术毕，拔出针刀，局部压迫止血3分钟后，创可贴覆盖针眼（图4-1-3）。

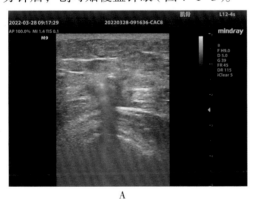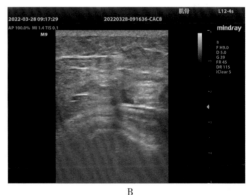

图4-1-3 超声引导下针刀松解髂胫束图

6.针刀术后手法治疗

针刀治疗后，手法拔伸牵引髋关节并旋转髋关节3次，其操作方法为医者一手按住股骨大粗隆，另一手握住踝上，将髋关节屈曲、内收、内旋。当关节在最大内收内旋位时，术者再向相同方向弹压2次。在病床上进行间断下肢牵引1周，以进一步拉开残余的粘连和瘢痕。

七、注意事项

（1）熟悉局部解剖，准确掌握髂胫束及臀大肌的起止点及行经路线是操作成功的基础。

（2）在超声引导下针刀操作中，一定注意无菌操作，要检查治疗效果，将刀锋提起至皮下，判断是否彻底松解的标志是针刀松解后髋关节的内收和屈髋功能几乎恢复正常，弹响声消失。如根本无改变，应继续再做治疗。

（3）治疗过程中观察患者的临床表现，若治疗后任何时间出现并发症，立即予对症处理，并详细记录。

第二节　鹅足囊肿抽吸术

一、概述

鹅足腱是缝匠肌、股薄肌和半腱肌三块肌肉共同附着在胫骨上端内缘，合并构成的腱性结构，辅助膝关节屈曲和内旋，防止膝关节外翻及旋转过度，其外形类似"鹅足"而因此得名。鹅足的深面与膝内侧副韧带之间有一恒定的滑液囊，即鹅足滑囊，其功能是减少运动时相邻结构间的摩擦。缝匠肌起自髂前上棘，是人体最长的骨骼肌。股薄肌起自耻骨下支和耻骨体。半腱肌起自坐骨结节，是腘绳肌的重要组成部分。

鹅足囊肿是鹅足滑囊炎的一种常见的软组织病变，是鹅足部肌腱反复慢性劳损性疾患，以中老年人、运动员多见。临床一般以临床体征及B超检查为主要依据。

二、解剖结构

鹅足囊是膝关节内侧的一个浅层滑囊，在内侧副韧带之上，位于缝匠肌腱、股薄肌腱、半腱肌腱浅层与胫骨副韧带之间。由多个肌腱致密的纤维膜相连，形同鹅足而得名。由于膝关节的活动范围及强度非常大，而鹅足是多肌腱的汇聚点，受伤的概率大，各种扭伤、摩擦、劳损等多次反复损伤，滑膜肿胀出血再吸收，经过多次渗出、增生、修复及钙化、囊性变等一系列病理过程后而形成滑膜囊肿并囊内积液。

三、临床表现、诊断及鉴别诊断

鹅足囊肿患者在膝关节内侧，同胫骨结节水平处出现肿胀、疼痛。轻症患者疼痛部位浅表，在行走及上下楼梯时，出现刺痛、酸痛；在用力屈膝时，疼痛加重，甚至跛行。被动伸直、外展及外旋膝关节时，局部疼痛加重，有时可出现波动感，休息时可缓解。囊肿形成时鹅足部可触及包块，包块质地比较硬，表面皮肤颜色正常，无红肿及表面静脉曲张表现。

诊断一般依据临床体征及B超检查为主。除上述临床表现外，X线、MRI检查对本病可辅助诊断，并可排除其他膝关节病变。

与鹅足部囊肿鉴别的疾病有内侧副韧带损伤、内侧半月板破裂、膝关节炎或退行性变。内侧副韧带损伤有外伤或扭伤病损，MRI 显示内侧副韧带肿胀增粗、信号增高，断裂时肌纤维缩短不连续。内侧半月板碎裂，关节活动时撕裂的半月板卡压关节间隙而引起疼痛。膝关节炎及退行性变，MRI可见显示关节囊内积液，关节面骨质增生破坏情况。

四、超声表现

由于韧带、骨质等结构影响，普通B超常显示不清，而高频B超可以显示肌腱下方囊性变，同时亦可以显示肌腱的损伤肿胀情况，但由于出血渗出及增生等病理变化导致病变内部回声不均匀，病灶边缘显示不清楚。而肌腱韧带质地较硬，走行不规则，可能出现伪影，声像图像表现为条索状高回声，当入射声束与肌腱韧带不垂直时表现为低或无回声，易误诊为病变。

超声检查：①取仰卧位，屈曲膝关节。②探头置于膝关节内侧，冠状切面扫查，首先扫查内侧副韧带，然后将探头沿内侧副韧带长轴向下方平移 4~5 cm，再向前平移 1~2 cm，可显示止于胫骨干前内侧的薄层纤维结构，即由缝匠肌、股薄肌和半腱肌组成的鹅足腱。③以鹅足腱损伤后末端病多见，超声表现为局部增厚，回声减低或不均匀，可见钙化强回声或滑囊积液。④彩色多普勒显示病变处血流信号增多，提示病变处于炎症急性期（图4-2-1，图4-2-2）

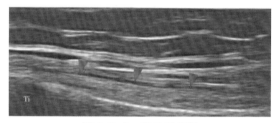

图4-2-1　鹅足腱长轴

Ti：胫骨；▲：鹅足腱胫骨止点

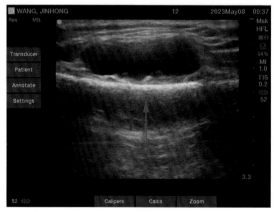

图4-2-2　鹅足腱囊肿长轴

↑：鹅足囊肿

五、超声引导下操作方法

鹅足损伤后，在局部形成瘢痕，不能润滑肌肉止点，造成相应临床症状。用针刀松解粘连、瘢痕，通过人体自身代偿，恢复滑囊功能，从而恢复膝关节的力学平衡。

（1）适应证：凡鹅足囊肿均为针刀治疗的适应证。

（2）体位：仰卧位，膝关节屈曲60°。

（3）消毒铺单：常规碘伏或安尔碘将整个施术部位消毒3遍，铺无菌中单于台面上，使治疗点正对洞巾中间，准备一次性无菌耦合剂和超声隔离套。

（4）超声引导下针刀操作：定点后局部1%利多卡因麻醉，麻醉满意后，在胫骨上段内侧部定位进行囊肿抽吸，抽吸满意后，用针刀松解鹅足的挛缩点。刀口线与下肢纵轴方向一致，针刀经皮肤、皮下组织，到达胫骨内侧骨面，先提插刀法切割3刀，范围0.5cm。然后可贴骨面分别向上、中、下做扇形铲剥3刀，范围0.5cm。术毕，拔出针刀，局部压迫止血3分钟后，敷料覆盖针眼（图4-2-3~图4-2-6）。

（5）手法操作：针刀术后，患者仰卧，膝关节取伸直位，一助手按住股骨下端外侧，医生一手握持踝部，一手弹压膝关节外侧2~3次。

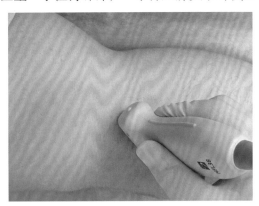 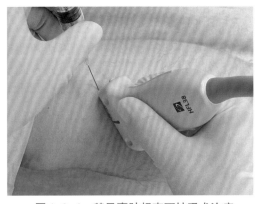

图4-2-3　鹅足囊肿抽吸术探头位置　　　　图4-2-4　鹅足囊肿超声下抽吸术治疗

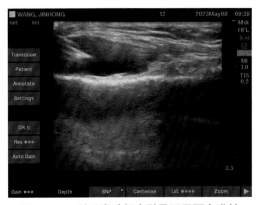 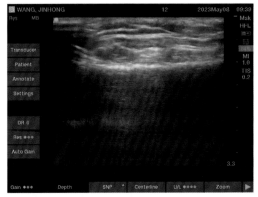

图4-2-5　鹅足囊肿超声引导下平面内进针　　图4-2-6　鹅足囊肿超声引导下抽吸后图示

六、注意事项

在超声引导下针刀操作中，一定注意无菌操作；针刀刀口方向要始终与肌腱纵行方向一致，避免损伤肌腱，操作结束后手法操作，防止粘连。

第三节　髌前滑囊炎

一、概述

滑囊的主要作用是减轻肌腱之间、肌腱与骨骼之间的摩擦，散发热量等。若因创伤或感染而引起滑囊滑膜渗出液增多，滑囊肿大者称为急性滑囊炎。慢性滑囊炎起病缓慢，常由慢性损伤所引起。

髌前或髌下滑囊由于创伤或感染而引起的滑膜充血、水肿、滑液增多、滑囊肿大者，称为髌前、髌下滑囊炎。急性髌前、髌下滑囊炎常因创伤或感染以及膝关节剧烈运动、摩擦或压迫刺激而引起。前者有感染与非感染之别，后者多与从事职业有关。慢性髌前、髌下滑囊炎常由慢性损伤所引起，多见于长期跪位工作者。起病缓慢。创伤引起的急性髌前、髌下滑囊炎表现为髌前、髌下疼痛、肿胀，有压痛，被动征阳性，膝关节活动限制不明显。急性化脓性髌前、髌下滑囊炎，局部疼痛剧烈，表面皮肤红、热，且有全身症状。慢性滑囊炎表现为髌前、髌下疼痛及肿胀，在髌前、髌下呈球形隆起，压痛轻微或无压痛，关节活动一般不受限制。

二、解剖结构

髌骨滑囊位于皮肤与髌骨及髌韧带之间，覆盖于髌骨下半部和髌韧带的上半部。髌骨前方滑囊有三个，一是髌前皮下囊（在皮下与深筋膜之间），二是髌前筋膜下囊（在筋膜与股四头肌腱之间），三是髌前腱下囊（在股四头肌腱与髌骨骨质之间）。髌下滑囊位于胫骨结节和皮肤之间而髌下深囊位于髌韧带和胫骨前部之间。

髌前滑囊为皮下滑囊，位于髌骨下半部、髌腱近段与皮下组织之间。髌下浅囊位于髌腱远段与皮下组织之间。局部的急慢性磨损可导致滑囊内积液、滑囊壁增厚。

三、临床表现、诊断及鉴别诊断

髌前滑囊炎属皮下滑囊炎。普通人群中发病多属于慢性。对运动员而言，多系运动伤及髌前所致。伤初髌前囊迅速积血肿胀，其范围有时远远超出髌骨的界限，多向髌骨下内侧延展，是为急性滑囊炎。患者自觉疼痛，不能屈膝行走。局部有波动及压痛，但髌上囊不肿。

如果急性滑囊炎未及时处理，或急性症状消除后立即投入训练，由于局部摩擦极易发展为慢性滑囊炎。滑囊壁肥厚，积液多少不一，多呈黄色，并随运动量大小而相应增减。活动时痛，髌前不敢顶撞。检查时多可有滑囊内纤维素沉积而成的游离体及肥厚的囊壁，以指刮之剧痛。膝伸展时可有摩擦音。

实验室检查：创伤引起的急性髌前滑囊炎，滑囊穿刺可得血性或棕黄色滑液。急性化脓性髌前滑囊炎，滑液为脓性，培养常有细菌生长。

鉴别诊断如下所述。

（1）关节内积液病变：髌前、髌下滑囊炎应与关节内积液肿胀相鉴别。前者肿胀在关节外，髌骨和膝关节活动限制不明显。后者为关节内肿胀，除关节活动影响外，可出现浮髌试验阳性。患肢作直腿抬高试验时，在抬高的位置若肿胀的大小保持不变，一般来说，肿胀不在关节内；若关节内积液，抬高后关节积液因向髌上囊流动而肿胀变小。

（2）结核性滑膜炎：膝关节结核性滑膜炎较常见，需与感染性滑囊炎相鉴别。二者皆可形成于关节外或关节内，以致疼痛、肿胀，但前者囊肿为寒性脓肿，后者为热性脓肿。另外还可通过穿刺液常规检查、化验室检查、X线片检查明确区别。

四、超声表现

（1）多取仰卧位，患膝略屈曲。

（2）膝关节前方存在数个滑囊，分别为髌前滑囊、髌下深囊和髌下浅囊，探头置于髌骨前方，显示滑囊扩张，囊内为无回声区（积液）及絮状回声（滑膜增生），多数透声性差，无回声区与关节腔不相通。

（3）彩色多普勒多显示囊壁处可见血流信号增多，或较丰富。超声可显示皮下滑囊扩张，囊内出现积液，慢性者囊壁可见增厚髌下深囊位于髌腱远段与胫骨之间。正常时无液体或仅有少量液体。滑囊出现炎症时，髌下深囊扩张，内见积液回声（图4-3-1~图4-3-3）。

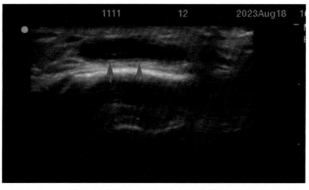

图4-3-1 髌前滑囊炎超声表现（红色箭头示髌前滑囊）

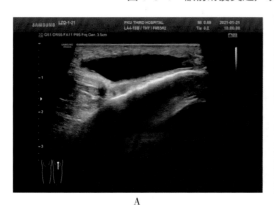

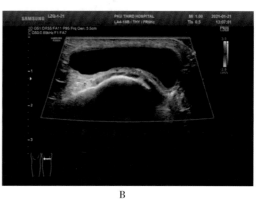

A   B

图4-3-2 髌下滑囊炎超声表现

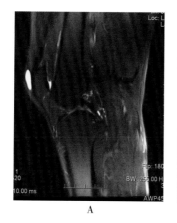
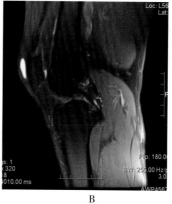

A   B

图4-3-3 髌前滑囊炎T2及抑脂像核磁表现（高信号为髌前滑囊）

五、超声引导下操作方法

髌前、髌下滑囊炎的急性期和慢性期治疗方法不同。急性期，应立即穿刺抽吸，然后压迫包扎固定。必要时以石膏托固定2周，多可治愈。慢性滑囊炎一般治疗困难，除按上述方法处理外，常需手术切除。

1. 髌前滑囊及髌下浅囊治疗

（1）适应证：髌下浅囊炎、髌前滑囊炎。

（2）体位：患者仰卧位，膝关节轻度屈曲位。

（3）消毒铺单：常规碘伏或安尔碘在施术部位消毒3遍，铺无菌中单于台面上，使治疗点正对洞巾中间，准备一次性无菌耦合剂和超声隔离套（图4-3-4）。

（4）超声引导下操作：探头首先纵切放置在髌骨下方显示髌韧带长轴切面，于髌韧带上段浅侧或下段浅侧分别可见髌前滑囊、髌下浅囊。滑囊有炎症时，可见囊内有多少不等的积液，或伴有滑膜增生。探头纵切或横切放置在髌前滑囊或髌下浅囊部位。穿刺可采用长轴切面法。探头横切时，进针方向自外侧向内侧，或自内侧向外侧；探头纵切时，进针方向为自下方向上方或自上方至下方。靶目标为髌前滑囊或髌下浅囊。应避免损伤髌韧带，髌前滑囊和髌下浅囊为皮下滑囊，位置较浅，超声检查时勿用力按压（图4-3-5~图4-3-8）。

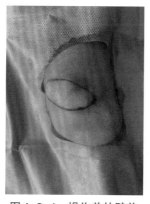
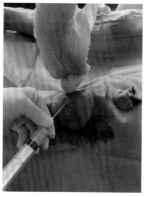

图4-3-4 操作前的髌前   图4-3-5 穿刺操作中

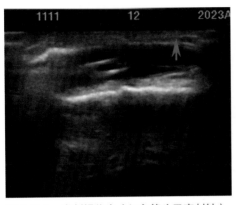 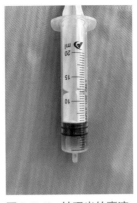 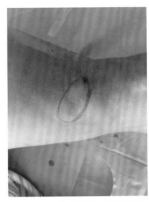

图4-3-6　穿刺操作中（红色箭头示穿刺针）　　图4-3-7　抽吸出的囊液　　图4-3-8　穿刺抽吸后的髌前

2.髌下深囊抽吸治疗

（1）适应证：髌下深囊炎。

（2）体位：患者仰卧位，膝关节轻度屈曲位。

（3）消毒铺单：常规碘伏或安尔碘将整个施术部位消毒3遍，铺无菌中单于台面上，使治疗点正对洞巾中间，准备一次性无菌耦合剂和超声隔离套。

（4）探头首先纵切放置在髌骨下方显示髌韧带长轴切面，于髌韧带下端深部可见髌下深囊。滑囊有炎症时，可见囊内有多少不等的积液，或伴有滑膜增生。然后探头旋转90°横切面显示髌下深囊。穿刺可采用长轴切面方法，进针方向自外侧向内侧，或自内侧向外侧，靶目标为髌下深囊（图4-3-9）。避免直接穿刺髌韧带。

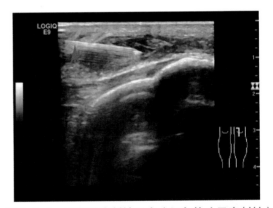

图4-3-9　穿刺针穿刺抽吸中（红色箭头示穿刺针）

第四节　髌下脂肪垫炎

髌下脂肪垫炎是髌下脂肪垫的无菌性炎症且常常累及相关的滑膜及相邻的髌腱。髌下脂肪垫损伤是以膝前疼痛为特点的膝关节病变。

一、概述

髌下脂肪垫在膝关节前侧的楔形间隙中，是介于膝关节囊的纤维层之内、滑膜层之外的脂肪组织。脂肪垫前缘附着于髌骨尖的糙面和髌骨下1/3的边缘，向下沿髌韧带上段的后侧止于髌韧带下囊的后壁。其后缘为游离缘，表面全部为关节滑膜覆盖，并从滑膜面向后方发出含有血管的三角形皱襞，止于股骨髁间窝，称为髌下滑膜皱襞。此皱襞游离缘又向两侧分叉，形成脂肪垫的两个侧缘，称翼状韧带。因此，从侧面看髌下脂肪垫，为一底朝前的三角形。

髌下脂肪垫炎主要病变是炎症引起的脂肪垫增生肥厚，主要诱因如外伤：①直接碰撞，如自高处落地或脂肪垫受到从前方撞击，均可使脂肪垫发生创伤反应性肿胀，甚至长期肥厚；②膝过伸畸形：从膝过伸畸形来考虑关节的生物力学变化，此种畸形使脂肪垫反复受挤压、变肥厚而出现症状。因此，任何负重活动以及任何使脂肪垫发生水肿的刺激，均可引起本症。

二、临床表现

一般症状起病缓慢，起初为膝部不适、酸、隐痛、膝部冷感、乏力、关节不稳，症状间歇发作，最后变为持续性膝前痛。髌韧带深层可有压痛。膝过伸运动受限，肥大的脂肪垫被挤压在股骨与胫骨的间隙中，出现关节绞锁症状，伴有剧痛。疼痛定位明确，局限于髌尖部或膝盖周围。半蹲和下蹲时，疼痛明显，病情发展则出现上、下楼梯疼痛，甚至慢步行走和休息时亦痛。伸膝终末时疼痛最剧，膝稍屈曲时，疼痛缓解。

三、超声表现

采用7~14MHz高频线阵探头观察。在正常情况下髌下脂肪垫呈中等、均匀回声信号，病理状态下，可见脂肪垫肿胀、增厚，回声降低，部分伴血流信号，慢性损伤患者部分可见钙化信号（图4-4-1）。

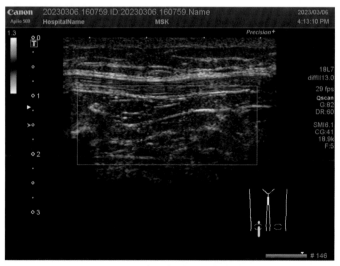

图4-4-1　髌下脂肪垫炎超声表现

四、超声引导下操作方法

针刀联合三氧注射治疗：患者取平卧位，局部常规消毒。铺无菌洞巾，超声探头放置充足的耦合剂后用一次性使用灭菌橡胶外科手套包裹扫描病灶，超声频率一般为7~14MHz。探头长轴置于膝关节前侧髌骨下方，显示髌腱下方即为髌下脂肪垫。选用5ml一次性注射器抽取1%利多卡因2ml局部麻醉，选用4#针刀在超声引导下平面内进针，进入脂肪垫，应用针刀沿长轴纵向松解3~5次后出针。沿原穿刺路径使用10ml一次性注射器注射30μg/ml医用三氧3ml，出针后穿刺点压迫，后用无菌敷料覆盖包扎（图4-4-2，图4-4-3）。

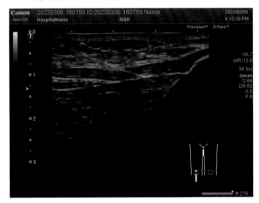 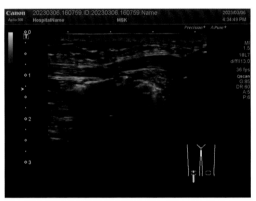

图4-4-2　针刀松解髌下脂肪垫　　　　　图4-4-3　髌下脂肪垫三氧注射

五、注意事项

（1）治疗前对患者进行必要的相应实验室检查。

（2）注意针刀的严格无菌操作。

（3）针刀刀口线与下肢纵轴方向一致。

（4）治疗后注意穿刺点72小时内避免污染。

（5）术后3天可以行膝关节自主屈伸功能锻炼，以循序渐进为原则。

第五节　腘窝囊肿

一、概述

腘窝囊肿，属于腘窝内滑液囊肿，通常为在半膜肌腱滑囊和腓肠肌内侧和半膜肌间产生的滑囊。其中部分腘窝囊肿会出现在股二头肌、半腱肌和韧带位置。腘窝囊肿属于常见骨科疾病，占据膝关节患病比例的10%~30%。目前腘窝囊肿的临床治疗以穿刺抽吸和手术治疗为主，均有较高的复发率，并且盲穿引发的神经、血管、软组织损伤较多，且对囊肿抽吸的不彻底。超声引导下腘窝囊肿抽吸能够充分地暴露囊肿大小、位置、膝关节解剖结构以及形态，避免副损伤的发生并提高临床疗效。

腘窝囊肿是最常见的滑液囊肿，其主要来源为后关节囊与滑膜。最常见的是腓肠肌半膜肌滑膜囊。其病因目前并不确定，其中包含原发性以及继发性两种。囊肿出现完整的囊肿壁，其中内衬出现滑膜，腔中具有滑液。

二、临床表现

少数患者在囊肿早期会产生疼痛或者肿胀等引发的膝关节活动限制，大部分患者患病早期并无表现。成年患者患有的腘窝囊肿通常为继发性囊肿，通常是因为滑囊产生的慢性无菌性炎症引发，部分患者会出现慢性膝关节病变。对于老年患者而言，其腘窝囊肿和骨性关节炎以及半月板损伤等存在关系（图4-5-1）。

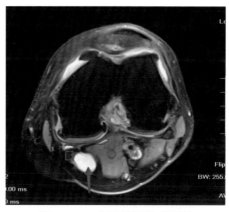

图4-5-1　腘窝囊肿核磁解剖

↑囊肿，○腓肠肌内侧头，□半腱肌

三、超声表现

超声目前已成为该疾病的首选检查方法。腘窝囊肿具有良好的液性暗区，是超声特征性表现，诊断明确，同时能够充分地显示腘窝周围解剖结构，并为可视化穿刺提供条件（图4-5-2）。

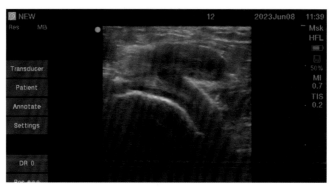

图4-5-2　腘窝囊肿超声表现

四、超声引导下操作方法

患者取俯卧位，局部常规消毒。铺无菌洞巾，超声探头放置充足的耦合剂后用一次性灭菌橡胶外科手套包裹扫描病灶，超声频率为7~14MHz。探头长轴置于膝关节后侧，对囊肿部位做横、纵多个角度扫查，测量囊肿内径最大深径，确定穿刺部位及穿刺点。选用5ml一次性注射器抽取1%利多卡因2ml局部麻醉，超声引导下穿刺针穿刺，刺破囊壁，行囊液抽吸，抽出澄黄色液体，超声下见囊液抽吸彻底，无液性暗区，后注射30μg/ml医用三氧3ml，通过无菌纱布对针孔进行覆盖，对针孔位置按压2~3分钟，选择弹力绷带进行加压包扎（图4-5-3~图4-5-5）。

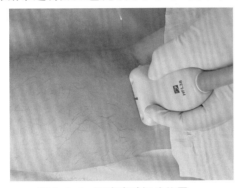

图4-5-3　腘窝囊肿探头位置

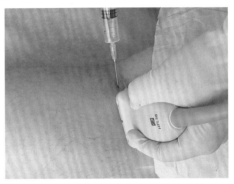

图4-5-4　腘窝囊肿超声下抽吸术治疗

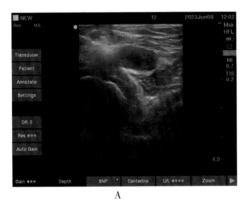

A

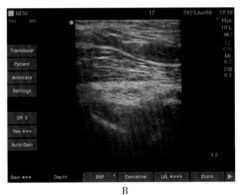

B

图4-5-5　超声引导下腘窝囊肿穿刺抽吸

五、注意事项

（1）治疗前对患者进行必要的相应实验室检查。

（2）注意针刀的严格无菌操作。

（3）针刀刀口线与下肢纵轴方向一致。

（4）治疗后注意穿刺点72小时内避免污染。

（5）术后3天可以行膝关节自主屈伸功能锻炼，以循序渐进为原则。

第六节　鹅足滑囊炎

一、概述

鹅足滑囊炎是由于膝关节过度运动、局部急性创伤或膝关节退行改变等形成的鹅足滑囊的急性或慢性炎症性病变，主要表现为膝关节内侧疼痛、局部肿块，常可误诊为慢性关节炎、内侧半月板损伤、内侧副韧带损伤等。鹅足滑囊位于缝匠肌、股薄肌及半腱肌的联合腱止点与胫骨内侧副韧带之间，由于三个肌腱有致密的纤维膜相连，形同鹅足而得名。研究表明，鹅足滑囊炎的发病率约占膝部软组织损伤的20%，也是膝骨关节炎早期的常见并发症之一。鹅足滑囊炎的发生率女性高于男性，超重者更容易患鹅足滑囊炎。骑马、篮球、跨栏、跳跃等运动会增加该病的发生风险。

二、基础解剖

缝匠肌起于髂前上棘，向内下斜跨大腿前面，经过收肌结节后方，在膝关节后内侧角以上形成扁腱，从后下方绕内上髁，至小腿前区呈扇形附着；股薄肌起自耻骨、坐骨下支，于髌骨上缘平面形成长腱，先后与缝匠肌、半腱肌肌腱汇合，自下后方绕内上髁，止于胫骨结节下缘平面处胫骨嵴内侧；半腱肌起自坐骨结节，肌束向下走行，在髌骨上缘平面形成长腱，自膝关节后内侧角后下方绕行至小腿前面，形成蹼状腱板，附着于胫骨结节下方处胫骨嵴内侧。在解剖中观察到：缝匠肌肌腱与股薄肌肌腱在膝关节后内侧角处排列较为紧密，股薄肌肌腱可镶嵌于包裹缝匠肌的深筋膜中，半腱肌肌腱则走行于二者后外侧；在鹅足区止点处三者位置关系为：从前向后、从上向下依次为缝匠肌、股薄肌、半腱肌。正常鹅足滑囊在超声图像显示无明显扩张，呈细窄条状低-弱回声（图4-6-1）。

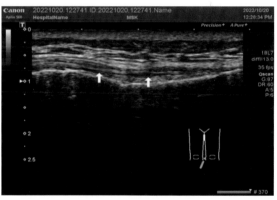

图4-6-1 超声下正常鹅足滑囊（白色箭头）

三、损伤机制及治疗方法的选择

膝部反复的创伤、膝关节过度外翻旋转会导致鹅足肌腱滑囊不断地受到摩擦和压迫，使滑囊壁发生充血、水肿、渗出、增生、粘连等无菌性炎症。膝关节急性创伤和重复性轻微创伤都会导致其发生。膝关节退行性改变损伤关节软骨、周围肌肉、韧带、肌腱，也可能导致鹅足滑囊炎的发生。超重会使力量更加集中于鹅足滑囊，反复压迫、摩擦滑囊，增加鹅足滑囊炎的发生率。

鹅足滑囊位于鹅足肌腱的下方，此肌腱由缝匠肌、股薄肌和半腱肌三块肌肉之腱性部分在胫骨内侧附着而成。该处结构紧密，由于长期挤压、磨损或损伤，滑囊壁易发生水肿、充血、增生、肥厚、粘连等无菌性炎症，可影响膝关节的内旋或外旋功能，是膝关节内侧疼痛的常见原因。局部封闭注射、针刀松解是常见的治疗方法。既往鹅足滑囊区的注射基本依靠解剖及经验盲打，导致部分患者临床效果不佳，同时因常采取压痛点多点注射策略，一部分糖皮质激素被"盲目"注射至肌腱等正常组织，可能导致肌腱等退行性变。同时针刀松解术的进针深度及松解范围亦缺少精准判断。因此鹅足滑囊区的注射及针刀治疗的可视化研究是提高操作准确性、有效性及安全性的最佳途径。近年来随着高频超声对肌骨关节及其周围组织分辨率的不断提高，超声可实时高清显示鹅足滑囊区的结构、病变范围及病变程度，为介入操作的准确性、安全性提供保障。

超声引导下针刀联合注药及注射三氧治疗鹅足滑囊炎时，在实时超声引导下逐步进针并调整针的轨迹，直到针尖到达鹅足肌腱与胫骨之间。穿刺中需注意观察针尖位置，勿将药物注入肌腱，不确定时可将穿刺针轻微上下抖动，针尖到达靶点后可启动彩色多普勒监测注药过程，观察到线状彩色信号。并且，术后联合手法治疗可以有效松解鹅足滑囊肌腱的粘连。

四、诊断

（1）症状：有鹅足处长期受寒或慢性劳损病史，膝关节疼痛尤其以膝关节内侧疼痛为主。做屈伸、半蹲、起身等动作时出现膝关节疼痛，有时疼痛也可向上扩散，上下楼梯时可能会加重疼痛。可在膝关节内侧触及一圆形或椭圆形包块，缓慢长大伴压痛。

（2）体征

①肿胀：膝关节无畸形，膝内侧肿胀。

②压痛：在平胫骨结节内侧胫骨内髁处压痛敏感。胫骨做被动外展外旋动作或主动内收内旋动作疼痛加重。

③浮髌试验、髌骨研磨试验、抽屉试验、侧方分离试验、伸膝抗阻试验均为阴性。

（3）影像学表现

①X线片：鹅足滑囊炎时，膝关节正侧位片无明显改变。

②超声：超声对鹅足滑囊炎的检出率较高，能够清晰显示滑囊的形态、大小、是否有积液及与周围组织的毗邻关系。超声下表现为鹅足周围的无回声积液，可合并滑膜增生，可见液性暗区、膝内侧密度稍高影，局部炎性病变，失去正常肌腱结构。

③MRI：鹅足滑囊炎时，可在膝关节MRI上见到鹅足处高信号影，鹅足肌腱后内侧有椭圆形多房积液。

五、超声引导下操作方法

（1）体位：患者仰卧位，膝关节略屈曲及轻度外旋位（图4-6-2）；术者位于膝关节两侧均可。

（2）体表体位：胫骨上段内侧，约关节间隙2~3cm处。

（3）针具：I型4#针刀。

（4）操作：常规碘伏或安尔碘将整个术区消毒3遍，铺无菌单，准备一次性无菌耦合剂和超声隔离套，术者佩戴无菌手套，1%利多卡因局部麻醉，麻醉满意后，高频超声探头以斜纵向放置于鹅足囊处，针刀刀口线与胫骨纵轴方向一致，加压分离后超声引导下平面内刺入针刀（图4-6-3），超声引导下可见针刀直达鹅足滑囊（图4-6-4），提插刀法切割3刀，然后贴骨面分别向上、向下做扇形铲剥各3刀，拔出针刀，局部注射止痛混合液3ml（复方倍他米松注射液1ml+盐酸利多卡因注射液5ml+氯化钠注射液14ml，图4-6-5）及浓度为30μg/ml医用三氧5ml（图4-6-6），局部压迫止血，无菌敷贴贴敷，术毕。

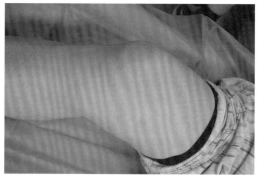

图4-6-2　膝关节体位

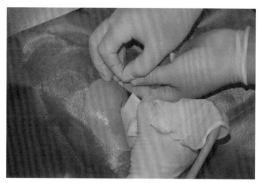

图4-6-3　鹅足囊炎刺入针刀

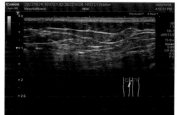

图4-6-4　鹅足滑囊炎超声下
刺入针刀

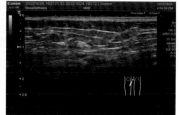

图4-6-5　鹅足滑囊炎超声下
注入止痛液

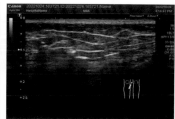

图4-6-6　鹅足滑囊炎超声下
三氧注射

六、术后手法治疗

针刀治疗后，患者取俯卧位，采用按、揉法放松膝关节后方腘绳肌群、腓肠肌等后方肌肉2分钟，然后患者再取仰卧位，沿患侧大腿自上到下放松股四头肌、缝匠肌等膝前方肌肉2分钟，放松肌肉结束后，医者一手放于膝关节前侧、另一手握踝关节上方，令患者主动伸直膝关节直到极限后，一手牵拉小腿、另一手按压膝关节，使膝关节处于被动过伸位并保持伸直位1分钟，然后令患者屈膝至最大程度，按压小腿使其处于相对过屈体位并持续1分钟（全过程以患者能够耐受为度），术毕。

七、注意事项

（1）治疗前对患者进行必要的相应实验室检查。

（2）注意针刀的严格无菌操作。

（3）针刀刀口线与下肢纵轴方向一致。

（4）治疗后注意穿刺点72小时内避免污染。

（5）术后3天可以行膝关节自主屈伸功能锻炼，以循序渐进为原则。

第七节　膝关节内侧副韧带慢性损伤

一、概述

膝关节内、外侧各有一坚强的副韧带所附着，是维持膝关节稳定的主要支柱。内侧副韧带起于股骨内上髁，下止于胫骨内髁内侧面，内侧副韧带的主要功能是限制膝关节外翻和外旋。外侧副韧带起于股骨外髁，止于腓骨小头，外侧副韧带的主要功能是限制膝关节内翻。当膝关节外侧受到暴力打击或重物压迫，迫使膝关节过度外翻、外旋，膝内侧间隙拉宽，内侧副韧带易发生拉伤、撕裂或断裂等急性损伤，反之，膝内侧受到外力，膝关节过度内翻，膝外侧间隙拉宽，外侧副韧带易发生急性损伤。侧副韧带在损伤修复过程中，引起韧带与股骨内外侧髁、胫骨内侧髁、腓骨小头等处发生粘连、瘢痕，韧带局部弹性降低，不能自由滑动而影响膝关节功能。当勉强做膝关节活动时，瘢痕受到牵拉，可引起新的损伤使症状加重。

膝关节侧副韧带损伤多有明显外伤史，膝关节肿胀、疼痛，局部压痛明显，关节屈伸功能障碍。内侧副韧带损伤时，压痛点在股骨内上髁或胫骨内髁下缘；外侧副韧带损伤时，压痛点在股骨外上髁或腓骨小头。膝关节侧方挤压试验阳性。

二、解剖结构

内侧副韧带（MCL）起自股骨内收肌结节，呈扇形止于胫骨内侧干骺端的较大片区域。分为深、浅两层，浅层除上述起止点外与深层组织无附着关系；深层起自股骨内收肌结节，止于内侧半月板上缘，而后又起自半月板下缘，止于胫骨附着区。

外侧副韧带（LCL）呈弥散和线绳状，起于股骨外上髁，其附着的中心不是同心圆的，而是位于股骨外上髁的近端和后方。远端附着于腓骨头前外侧面。外侧副韧带是膝关节所有屈伸范围中限制内翻的主要稳定结构，同时也是限制胫骨外旋及后移的次要稳定结构。

膝关节解剖结构见图4-7-1。

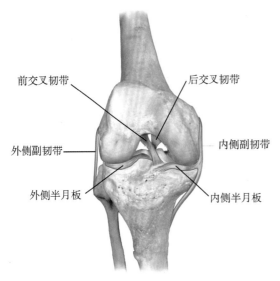

图4-7-1　膝关节解剖示意图

前交叉韧带　后交叉韧带　外侧副韧带　内侧副韧带　外侧半月板　内侧半月板

三、超声表现

内侧副韧带超声显示为高－低－高三层结构，浅层为偏高回声，厚2~4mm，宽1~2cm，长约12cm；中间呈低回声，为脂肪组织或者内侧副韧带滑囊；深层为偏高回声，与半月板融合为一体，包括股板韧带和胫板韧带。内侧副韧带损伤常合并内侧半月板损伤。内侧半月板位于股骨和胫骨之间，因其内为纤维软骨，在超声上显示为高回声，纵切面呈三角形的尖端朝向关节内，底部紧邻线性偏高回声的关节囊。

正常外侧副韧带呈条索样强回声结构，连于腓骨小头与股骨外上髁之间，厚度2~3mm。腓骨小头处肌腱走行与肢体呈倾斜角度，难以避免各向异性伪像，局部呈低回声表现。同时由于该处与股二头肌腱组成联合腱共同止于腓骨小头，声像图上不易区分，需依据解剖走向不同加以识别。

膝关节侧副韧带损伤时超声表现为韧带不均匀肿胀，回声减低，韧带边缘模糊。其中外侧副韧带以腓骨小头处肿胀明显，局部可见少许不规则低回声。相邻骨皮质完整、光滑，超声拟诊断韧带损伤；显示无回声则考虑合并撕裂（图4-7-2）。

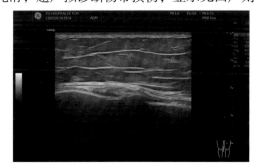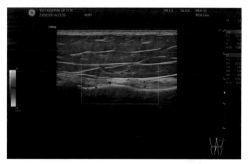

图4-7-2　膝关节侧副韧带损伤超声图

四、超声引导下操作方法

（1）适应证：急性暴力损伤者先制动，局部冷敷以减少内出血。韧带完全断裂者应尽早手术缝合。慢性期或静力性损伤为针刀治疗适应证。

（2）体位：仰卧位，膝关节伸直位放松，操作更为方便。

（3）消毒铺单：常规碘伏或安尔碘将整个膝关节消毒3遍，铺无菌洞巾，使治疗点正对洞巾中间，同时准备一次性无菌耦合剂和超声隔离套。

（4）超声引导下针刀操作：定点后局部1%利多卡因麻醉，麻醉满意后，定向针刀刀体与皮肤垂直，刀口线与大腿纵轴平行，加压分离后超声引导下刺入，经皮肤、皮下组织到达韧带起点骨面部位将剥离平面提起至骨膜与侧副韧带之间进行纵行剥离，向上、向下各铲剥3刀，范围0.5cm，超声可视化下观察到韧带松解即可，针刀结束后局部倍他米松注射预防粘连，无菌贴贴敷72小时（图4-7-3~图4-7-5）。

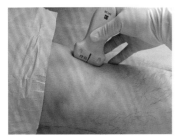

图 4-7-3　内侧副韧带损伤
超声探头位置

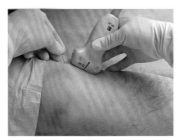

图 4-7-4　内侧副韧带损伤
超声下针刀治疗

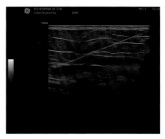

图 4-7-5　超声引导下针刀
松解图

（5）手法操作：治疗结束后患者仰卧位，伸直膝关节，医生一手握住踝上小腿处，一手握住患膝做屈伸运动 1～2 次。

五、注意事项

在超声引导下针刀操作中，一定注意无菌操作，针刀刀口方向要始终与肌腱纵行方向一致，避免损伤肌腱，操作结束后一定嘱患者适当活动该关节防治再次粘连；膝内侧副韧带损伤时，位于韧带止点附近的鹅足滑囊多有粘连和瘢痕，故可同时松解鹅足滑囊。

第八节　髋关节滑膜囊肿

一、概述

髋关节滑膜囊肿是发生于髋关节附近的由滑膜细胞分泌产生囊液聚集于局部形成囊性占位的疾病。临床常见表现：①腹股沟区肿块；②腹股沟区软组织肿胀；③下肢静脉受压引起的症状；④下肢深静脉血栓等。髋关节滑膜囊肿由 Fricke 在 1934 年首次提出。该病发病率低，起病隐匿，常被延误诊断，并发症严重，病因目前尚不明确，可能与类风湿关节炎、股骨头坏死、骨关节炎的反复刺激有关。

二、基础解剖

髋关节是典型的球窝关节，由于关节窝特别深，故又称为杵臼关节。由髋骨的髋臼和股骨头构成。滑膜起自股骨关节缘，覆盖关节囊内部分股骨颈，然后经过关节囊内表面覆盖髋臼唇、股骨头韧带和髋臼窝内脂肪。髂股韧带深面的滑膜较薄，被股骨头压缩，有时缺如（图 4-8-1，图 4-8-2）。

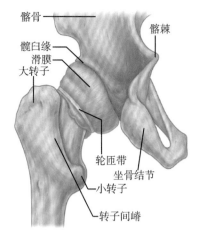

图4-8-1 左侧髋关节滑膜腔后面观

标注：髂骨、髂棘、髋臼缘、滑膜、大转子、轮匝带、坐骨结节、小转子、转子间嵴

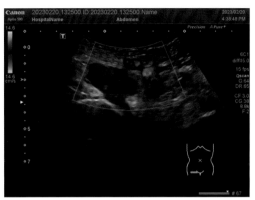

图4-8-2 超声下髋关节滑膜囊肿

三、损伤机制及治疗方案

该病的产生可能与髋关节的各种急慢性炎症、劳损和感染导致结缔组织的黏液性退行性变有关。髋关节慢性炎症病史或髋关节置换术后假体刺激关节滑膜导致囊肿形成；髋关节外伤后导致创伤性髋关节炎也会引起该病。炎症刺激使髋关节腔积液，积聚增多后造成关节腔压力增高，致使关节囊寻求向薄弱区域突出形成囊肿。

髋关节滑膜囊肿通常采用保守治疗、抽吸和手术切除。对于无症状或较少症状的髋关节滑膜囊肿，通常建议采取保守治疗，包括减少髋关节运动、减少肿胀和改善血液循环的药物以及局部理疗。而对于有症状的患者，穿刺抽吸和手术是较好的选择。对比三种不同的髋关节滑膜囊肿治疗方法（保守观察、穿刺及手术切除），发现对易通性较好和体积较小的囊肿实行穿刺抽吸是较为合理的选择，同时联合注射非甾体抗炎药物、局部麻醉剂或皮质类固醇也可以有效缓解症状。Yyakata等人回顾了有关髋关节周围囊性病变的文献，发现穿刺抽吸疗法能够显著缩小囊肿的体积，并有效缓解血管或神经受到压迫后引起的有关症状，所以穿刺抽吸疗法可以作为该病治疗的首选方法。穿刺抽吸疗法对比手术切除在早期功能恢复方面更具优势，但疾病复发率方面，手术切除可以做到根治，而穿刺抽吸的复发率则可达到27.5%。

综上所述，髋关节滑膜囊肿发病率低，起病隐匿，常被延误诊断，并发症严重，肌骨超声及MRI是早期诊断的最佳手段。根据囊肿大小及有无症状选择治疗方法，穿刺抽吸联合药物注射是目前较为普遍认可的治疗手段。该手段创面小，症状缓解明显，对患者早期功能恢复有积极意义，并且通过肌骨超声的引导可以达到精准定位，能够实时监测囊肿内液体的含量，避免多次穿刺，减少对患者的损伤。因此临床应当合理选择治疗手段，以达到较为满意的治疗效果。

四、诊断

（1）症状：腹股沟区酸胀不适，髋关节活动受限，有时可伴下肢神经、静脉受压引起的症状，如患肢水肿逐渐加重，浅静脉曲张、麻木。

（2）体征

①肿胀、压痛：患侧腹股沟处肿胀伴压痛，质地较硬。

②Thomas试验阴性、"4"字试验阴性。

（3）影像学表现

①X线片：髂窝软组织肿块，肿块内可见点状钙化。

②超声：超声下可见滑膜增厚及囊肿与囊壁的关系，囊肿处可见低回声区。目前认为已可用超声或结合彩色多普勒做出正确的术前诊断，并作为首选诊断方法，不需要费用昂贵或有创的检查。

③MRI：髋关节前方软组织内见不规则异常信号，T1WI呈低信号，T2WI呈高信号。脂肪抑制序列呈高信号，增强后未见明显强化。

五、超声引导下操作方法

（1）体位：患者仰卧位，下肢中立位自然放平。

（2）体表定位：腹股沟中点下方2cm与股动脉外侧2cm的交点处（图4-8-3）。

（3）操作：常规碘伏或安尔碘将术区消毒3遍，铺无菌单，在肌骨超声引导下（图4-8-4）于髋关节滑膜囊肿处行穿刺介入治疗，当注射器针尖突破囊壁进入囊肿中央后（图4-8-5），抽取淡黄色液体5ml，再分别缓慢注入浓度为30μg/ml医用三氧2ml及止痛液1ml（复方倍他米松注射液0.5ml，盐酸利多卡因注射液0.2ml，氯化钠注射液0.3ml）（图4-8-6），术毕，创可贴外敷穿刺孔。

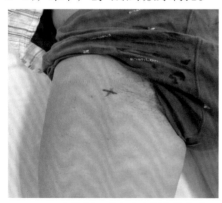
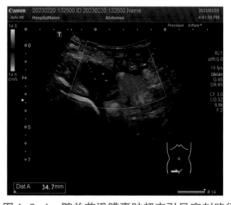

图4-8-3　髋关节滑膜囊肿穿刺点体表定位　图4-8-4　髋关节滑膜囊肿超声引导穿刺路径

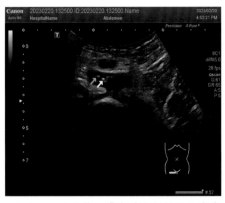

图4-8-5　髋关节滑膜囊肿穿刺针进入囊内

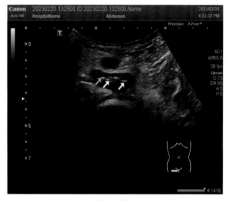

图4-8-6　髋关节滑膜囊肿超声下三氧及
止痛液注射

六、注意事项

（1）治疗前对患者进行必要的相应实验室检查。

（2）注意穿刺针的严格无菌操作。

（3）治疗后注意穿刺点72小时内避免污染。

第九节　跟腱炎与跟腱滑囊炎

一、概述

　　跟腱炎指跟腱急慢性劳损后形成的无菌性炎症。跟腱由连接跟骨的带状肌腱纤维与小腿后侧肌群组成，张力通过肌肉收缩而传导至跟腱。跟腱的横断面积较肌肉组织小，因此跟腱负担的张力高于肌肉。当跟腱在短时间内承受的张力过大时，可发生劳损、挫伤、撕裂，进而诱发无菌性炎症。导致跟腱炎的原因一般有：身体还没有活动开、调整好就开始剧烈运动；运动训练过度；扁平足；外伤或感染。跟腱炎的典型症状有：足跟部上方、内部的疼痛，疼痛的性质可有刺痛、酸痛、胀痛。疼痛感会在清晨或剧烈运动后加剧，当病情加重时跟腱会因炎症出现肿胀，病变区域出现结节。

　　跟骨后侧有两个滑囊：一个位于皮肤与跟腱之间，称为跟腱后滑囊；一个位于跟腱与跟骨后上角之间，称为跟骨后滑囊。当两个滑囊因急慢性劳损、创伤而出现炎性反应，统称为跟腱滑囊炎，也称跟后滑囊炎。其发病原因与穿鞋过紧压迫摩擦，跟骨结节过于膨隆刺激，或过度运动跑跳相关。女性多见，男性亦有发病。主要症状为足跟部疼痛、肿胀，滑囊炎症反应较重时，局部隆起更明显。走路时疼痛加重，在跟腱上方有压痛。

　　跟腱炎与跟腱滑囊炎的治疗原则基本一致，适当制动休息、减少劳损、减少压迫、外用消炎镇痛药物、理疗，局部类固醇激素封闭均可取得治疗效果。当病情反复不愈，必要时可手术治疗。

二、解剖结构

跟腱解剖见图4-9-1。超声检查跟腱采用长轴和短轴切面，从肌肉-肌腱连接部至跟腱止点，肌腱厚度的测量于短轴切面上进行。长轴切面动态扫查跟腱止点、跟腱周围滑囊、Kager脂肪垫和跟骨后上粗隆。踝关节被动屈伸时，动态扫查可鉴别跟腱是否存在断裂情况（图4-9-2，图4-9-3）。

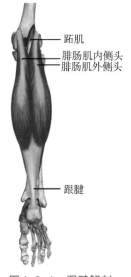

图4-9-1　跟腱解剖

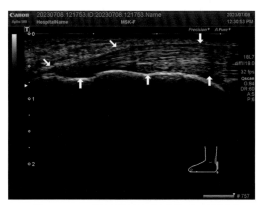

图4-9-2　跟腱长轴切面（箭头示跟腱）

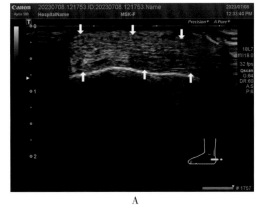

A

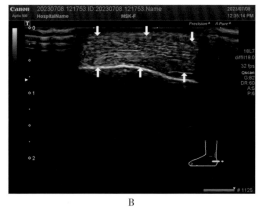

B

图4-9-3　跟腱短轴切面（箭头示跟腱）

三、超声引导下操作方法

患者俯卧于治疗床上，足踝前侧垫体位垫，使足踝部抬起悬空，选取跟腱及其滑囊处痛点，并做标记。碘伏消毒操作区域三遍，铺无菌治疗巾，使用无菌线套包裹超声探头。使用1%利多卡因局部麻醉满意后，将超声探头改变为平面内技术，使用注射器穿刺针斜行穿刺进入皮下及软组织，针尖在超声引导下刺入腱膜跟骨止点周围后，回抽无回血后，注射30 μg/L医用三氧3~5ml，拔出穿刺针，无菌辅料覆盖。48小时避免沾水，预防感染。

四、典型病例

患者，男，36岁，主因左足跟腱疼痛活动不利6个月就诊，患者左足跟腱部疼痛，既往爱好羽毛球，运动量较大。查体：左足跟腱止点处压痛，跟腱周围滑囊压痛，无叩击痛。足跟骨侧位示：跟骨骨质增生。左足跟腱超声提示：左跟腱炎，跟腱滑囊肿胀，考虑炎性反应。检验指标：血常规、血沉、C反应蛋白、降钙素原阴性。VAS评分：7分。完善相关检查无明显禁忌证后，于无菌室行左跟腱超声引导下三氧注射治疗。治疗后第一天VAS评分：2分。后续予以微波、热敷等治疗。第二次复诊患者症状恢复良好（图4-9-4~图4-9-6）。

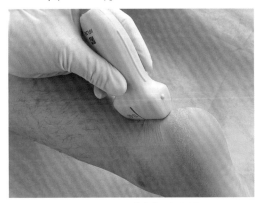

图4-9-4 跟腱炎探头位置

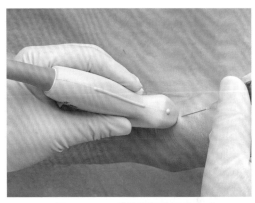

图4-9-5 跟腱炎超声下治疗术

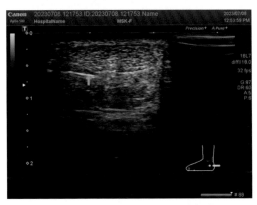

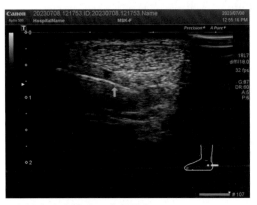

图4-9-6 跟腱超声引导下三氧注射治疗（箭头示穿刺针）

五、注意事项

超声的引导注意事项，平面内进针，避免将药物注射到跟腱内，无菌操作。治疗前嘱患者温热水泡脚，并清洁消毒，避免感染。

第十节 跟痛症

一、概述

跟痛症是外伤、劳损所致足跟部周围疼痛疾病的总称，疼痛、行走困难为其主要病症，常伴有跟骨结节部前缘骨质增生。本病属中医"痹证"范畴，多发生于40～60岁的中、老年人，多因老年肝肾不足或久病体虚，久行久站造成足底部皮肤、皮下脂肪、跖腱膜负担过重；加之足底的跖腱膜长期、持续地牵拉，在跖腱膜的跟骨结节附着处发生慢性劳损或骨质增生，致使局部无菌性炎症刺激引起疼痛。

本症发病较缓，多为单侧发病，可持续数月或数年，甚至累及双侧。患者主诉足跟部疼痛，行走加重。典型者晨起后站立或久坐起身站立时足跟部疼痛剧烈，行走片刻后疼痛减轻，但行走或站立过久疼痛又加重。体检可见跟骨的跖面和侧面有压痛，局部无明显肿胀。若跟骨骨质增生较大，可触及骨性隆起。被动牵拉跖筋膜时可加重症状。

二、解剖结构

足底筋膜由致密结缔组织组成，紧密贴附在足底皮肤上，其附着于跟骨结节内侧向前走形，分为五束止于五个足趾。

正常超声图像，患者俯卧位将超声探头置于跟骨结节处，先用长轴切面观察，足底腱膜呈鸟嘴样起自跟骨，呈条索样向足底远端延伸，此时脂肪垫位于腱膜的上方。然后旋转超声探头90°，以短轴扫描观察腱膜的附着点（图4-10-1，图4-10-2）。

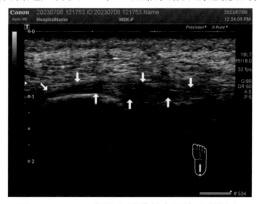 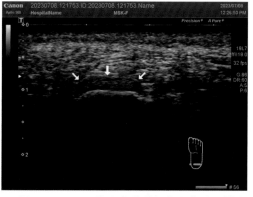

图4-10-1 正常足底腱膜超声图像（长轴）　　图4-10-2 正常足底腱膜超声图像（短轴）

三、超声引导下操作方法

患者俯卧于治疗床上，足踝前侧垫体位垫，使足踝部抬起悬空，选取跖筋膜跟骨止点处痛点，并做标记。碘伏消毒操作区域三遍，铺无菌治疗巾，使用无菌线套包裹超声探头。使用1%利多卡因局部麻醉满意后，将超声探头改变为平面内技术，由跟骨内侧向外侧进针，针尖在超声引导下刺入腱膜跟骨止点周围后，穿刺针注射30μg/L医用三氧3~5ml，拔出穿刺针，无菌辅料覆盖。48小时避免沾水，预防感染（图4-10-3，图4-10-4）。

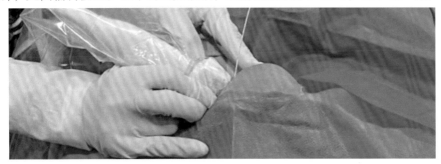

图4-10-3　超声引导下跖筋膜穿刺治疗过程

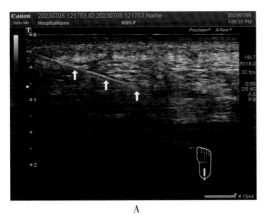
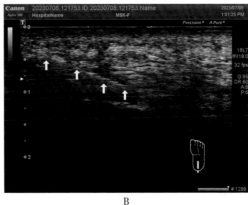

图4-10-4　超声可视化引导下穿刺针穿刺过程（箭头示穿刺针头）

四、典型病例

患者，女，56岁，主因双足跟疼痛活动受限4个月就诊，患者足跟疼痛以晨起为甚，活动后可缓解。查体：双足跟骨跖筋膜止点处压痛，无叩击痛。足跟骨侧位示：跟骨骨质增生。血常规、血沉、C反应蛋白、降钙素原阴性。VAS评分：7分。完善相关检查无明显禁忌证后，于无菌室行双足跟超声引导下针刀联合三氧注射治疗。治疗后第一天VAS评分：2分。后续予以微波、热敷等治疗，症状缓解出院。

五、注意事项

消毒要严格，采用平面内进针，麻醉要充分。无菌操作。治疗前嘱患者温热水泡脚，并清洁消毒，避免感染。射频治疗过程中询问患者足部是否存在不能忍受的酸痛、麻木等异常感觉，避免损伤正常组织。

第十一节　跖痛症

一、概述

跖痛症通常指足部第二、第三跖骨远端骨干跖面的疼痛。跖痛是一种症状，有多种疾病可以引发跖痛症状。跖痛可由于先天足踝部发育不良所致，也可由过度运动、长时间站立、足蹬外翻、鞋子过紧等所导致。跖痛发病过程缓慢，呈渐进式，走路时前脚底会有像一直踩到小石子样的疼痛，或时常出现的隐隐作痛，疼痛可位于一个或多个跖骨头。

在诊断上，跖痛需明确疼痛部位，足底部是否存在疼痛性胼胝，是否存在足趾及跖部的滑囊炎，足底及跖骨间内在肌的筋膜炎也可以导致跖部疼痛，跖趾间神经因行走或跳跃刺激也可导致疼痛。治疗上，急性期时，休息制动较为关键，局部热敷，口服消炎止痛药物可减轻疼痛，局部类固醇类药物封闭可快速缓解疼痛。对于部分已出现跖趾关节畸形（蹬趾外翻、锤状趾）的患者，可采取手术治疗。

二、解剖结构

足底筋膜由致密结缔组织组成，紧密贴附在足底皮肤上，其附着于跟骨结节内侧向前走形，分为五束止于五个足趾。

采用超声对足底进行扫查，采用短轴切面，探头置于跖骨头上，该水平可显示跖骨间隙和蹬屈肌腱。观察跖骨间隙内处于正常位置的软组织是否有移位。通过按压足背部皮肤和足前部外侧加压来完成（Mulder's手法），这些手法可提高对跖骨滑囊炎或Morton神经瘤的检出（图4-11-1，图4-11-2）。

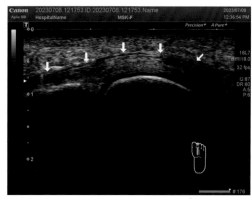
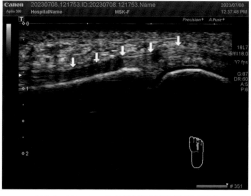

图4-11-1　左足第二跖趾关节长轴　　　　图4-11-2　左足第三跖趾关节长轴
（箭头示肌腱部，下方为跖趾关节）　　　（箭头示肌腱部，下方为跖趾关节）

三、超声引导下操作方法

患者俯卧于治疗床上，足踝前侧垫体位垫，使足踝部抬起悬空，选取跖骨及跖趾关节处痛点，并做标记。碘伏消毒操作区域三遍，铺无菌治疗巾，使用无菌线套包裹超声探头。使用1%利多卡因局部麻醉满意后，将超声探头改变为平面内技术，使用注射器穿刺针斜行穿刺进入皮下及软组织，针尖在超声引导下刺入趾屈肌腱与跖骨、跖趾关节间隙周围后，回抽无回血后，注射30μg/L医用三氧1~2ml，拔出穿刺针，无菌辅料覆盖。48小时避免沾水，预防感染（图4-11-3~图4-11-5）。

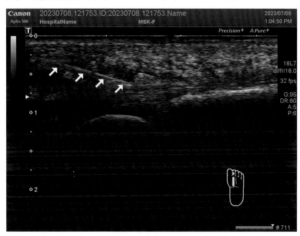

图4-11-3 左足第二跖趾关节穿刺治疗图
（长轴，箭头示穿刺针）

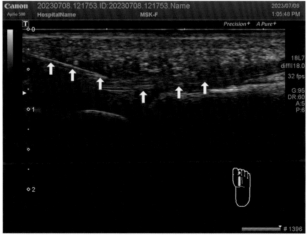

图4-11-4 左足第二跖趾关节穿刺麻醉后图
（长轴，左侧3个箭头示穿刺针，右侧3个箭头示屈肌腱）

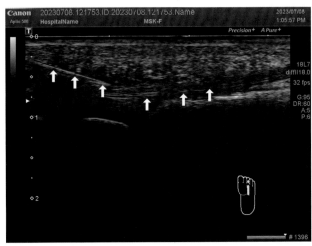

图4-11-5　左足第三跖趾关节穿刺治疗

（长轴，左侧3个箭头示穿刺针，右侧3个箭头示屈肌腱）

四、典型病例

患者，女，57岁，主因左足底部疼痛间断发作4年余，既往双足跗外翻病史。体检：左足第二、第三跖骨及跖趾关节部压痛，跖趾关节屈伸活动略受限，无叩击痛。左足正斜位示：左足跗外翻，跖趾关节畸形，骨质增生。左足超声提示：左足第二、第三屈肌腱略肿胀，考虑炎性反应。检验指标：血常规、红细胞沉降率、C反应蛋白、降钙素原阴性。VAS评分：6分。完善相关检查无明显禁忌证后，于无菌室行左足底跖骨及跖趾关节痛点超声引导下三氧注射治疗。治疗后第一天VAS评分：1分。后续予以红外偏振光、微波等治疗。第二次复诊患者症状恢复良好。嘱患者注意足部避免长时间负重，穿软底及宽松鞋。

五、注意事项

操作要轻，采用平面内进针，严格消毒。无菌操作。治疗前嘱患者温热水泡脚，并清洁消毒，避免感染。射频治疗过程中询问患者足部是否存在不能忍受的酸痛、麻木等异常感觉，避免损伤正常组织。

第十二节　跗囊炎

一、概述

跗囊炎常继发于跗外翻，跗外翻是足部常见畸形，是指构成第一跖趾关节的跗趾向外侧偏斜移位的一种骨骼畸形。其病因主要有：①遗传因素；②长久站立或行走过久、负重过度；③经常穿尖头鞋或高跟鞋等。畸形形成后，难以自行矫正，可在踻趾关节内侧骨性凸起处形成疼痛性滑囊炎即踻囊炎，影响穿鞋和行走，常伴有其余足趾的畸形和症状，如锤状趾、疼痛性胼胝等。踻外翻的临床诊断并不困难，但踻外翻这一疾病在流行病学上表现出高发性，而在病因学上又呈现出多元性。同时，局部组织结构在生理、病理和生物学上的复杂性也增加了研究和治疗的难度。正是这些特点促使多年来，国内外许多医生对这一疾病进行了广泛探讨和研究，并一直试图寻找到一种最佳治疗方案。

二、局部解剖结构

第一跖骨与近节踻趾形成关节，同时与跖骨头下的内侧、外侧籽骨形成关节。第一跖骨头为椭圆形或方形，与近节趾骨基底的凹形关节面形成关节。跖骨头的关节面向腹面延伸，被一纵行骨峭分为内外两条纵沟，胫、腓侧籽骨分别位于纵沟内形成滑车关节，组成一个跖骨籽骨滑车系统。骨峭起固定并阻止籽骨横向移动的作用。两籽骨间由籽骨间韧带连接。

第一跖趾关节周围有6条肌腱通过或附着。背侧有两根肌腱通过第一跖趾关节，踻长伸肌腱止于远节趾骨基底背侧，踻短伸肌腱止于近节趾骨基底背侧。踻展肌腱止于近节趾骨基底内侧。跖侧的肌腱则作用于籽骨。踻长屈肌腱通过籽骨间沟，向远侧止于远节趾骨基底。踻短屈肌腱在跖趾关节腹侧分为内、外侧腱，内侧腱与踻展肌相融合，外侧腱与踻收肌止点相融合，然后分别经籽骨止于近节趾骨基底内、外腹面。这些肌腱均附着于近节趾骨基底，跖骨头却无肌腱附着。这种结构控制着跖骨头。一旦跖骨头移位，肌腱之间的平衡被打破，这些稳定第一跖趾关节的肌腱就会成为促使关节脱位的力量。

三、超声表现

正常第一跖趾关节的超声表现通常包括以下特征：①结构清晰；②关节间隙正常，不存在明显增宽或狭窄；③关节囊完整，没有明显的断裂、积液或其他异常；④韧带和肌腱正常，没有明显的断裂、变形或其他异常；⑤滑车关节系统正常，没有明显的损伤或异常；⑥血流情况正常，超声图像中未显示异常血流信号，关节区域的血液循环正常。

通过超声检查，医生可以评估第一跖趾关节的结构和功能，发现可能存在的异常，如关节炎、韧带损伤、滑车关节问题等。超声检查可以提供实时的图像，对于评估关节病变和指导治疗非常有帮助。然而，对于某些情况，可能需要进一步的检查，如X射线、MRI或临床评估等，以获得更全面的信息和诊断。

四、超声引导下操作方法

（1）适应证：凡踻外翻及踻囊炎均为针刀闭合型手术治疗的适应证。

（2）体位：患者取仰卧位。

（3）消毒铺单：常规足部碘伏消毒三遍，以第一跖趾关节为中心铺洞巾。

（4）超声引导下针刀操作：皮肤常规消毒铺巾，于标记点用1%利多卡因做局部麻醉，然后用4#针刀于第一跖趾关节压痛点进针。超声引导下，针刀送至骨性高回声处，进行纵向剥离、横向铲剥、黏附于骨面（或尖端）的肌肉和筋膜2～3次，感觉肌肉筋膜松动时出针，创可贴覆盖针孔并包扎固定（图4-12-1～图4-12-3）。

（5）手法操作：治疗结束后让患者进行跖趾关节屈伸活动。

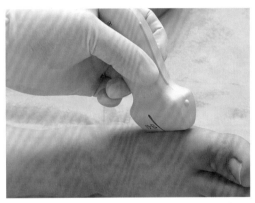

图4-12-1　踇囊炎超声探头位置

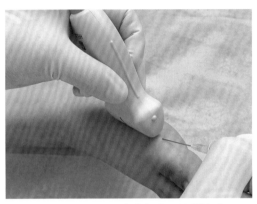

图4-12-2　踇囊炎超声下注射治疗

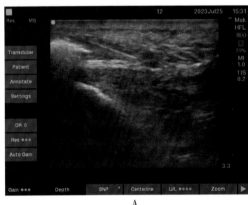

A

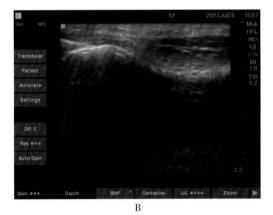

B

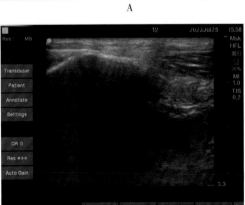

C

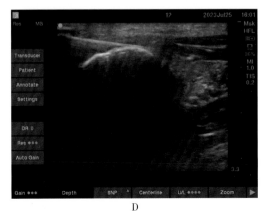

D

图4-12-3　超声引导下踇囊炎针刀治疗

五、注意事项

在超声引导下针刀操作过程中，一定注意无菌操作，术毕敷贴包扎，48小时内施术部位禁沾水，48小时后常规肌肉关节功能锻炼。多数患者疼痛1次治愈，如未治愈者间隔5~7天行第2次治疗，最多不超过3次。

第十三节　腓肠肌血肿

一、概述

腓肠肌血肿是由于肌肉的撕裂或血管破裂出血而发生，首先表现为小腿疼痛和活动受限，逐渐出现小腿局部肿胀，当血肿扩大、弥散、深静脉回流受阻可以出现全小腿肿胀，严重时甚至出现骨筋膜室综合征。查体局部压痛明显，部分患者出现典型的皮下淤血青斑。多发生于运动、劳动、步行、脚踏空以后，也有一部分为自发性腓肠肌血肿，没有明确的外伤史，长期口服抗血小板药物、抗凝药物或者有出血性疾病史是高危因素。

二、解剖结构

腓肠肌为小腿后侧群浅组肌肉，有内、外两头，内侧头起自股骨内侧髁上的三角形隆起，外侧头起自股骨外侧髁的近侧端，在两头的深面各有一滑膜囊。腓肠肌的二肌腹增大，在腘窝下角彼此邻近，所呈夹角多为25°~30°，此肌下行与比目鱼肌移行为跟腱，止于跟骨结节。腓肠肌的动脉发自腘动脉，其静脉与动脉伴行，注入腘静脉或小隐静脉。腓肠肌的神经全部来自胫神经，包括内、外侧肌神经。腓肠肌在行走及站立时能提足跟向上，直立时，腓肠肌和比目鱼肌都参加强固膝关节，并调节小腿和足的位置。腓肠肌还可影响足的纵弓。

三、超声表现

早期小腿深静脉通畅，撕裂严重者肌肉间有液体渗出样影像。血肿早期为等回声，张力高，形成血凝块则表现为低回声，随着血凝块的崩解，纤维素渗出，无回声逐渐增多，间有不规则的低回声和高回声带，张力减低。由于体积大，其内为血液，后方回声增强明显。外伤引起的腓肠肌撕裂伴发的血肿（图4-13-1），部分肌纤维断裂、不完整，血肿占据肌肉的一部分。此类患者多数为中青年，一旦发生血肿，易引发室筋膜综合征，因此，症状出现的早而重，声像图特征多为等回声或低回声，张力高。而抗凝治疗中患者的自发性血肿，肌纤维完整，肌肉受挤压明显，在血肿周围形成高回声带。患者多为高龄，且长期卧床，小腿肌肉松弛、萎缩，血肿早期症状多不明显。当症状出现时，往往血肿已形成数日，体积较大，以无回声为主，张力较低。

在诊断血肿方面，彩色多普勒血流显像比其他检查更有优势和诊断价值。尤其对深静脉通畅或可疑阻塞，而小腿肿胀又很明显，要特别注意是否有大块血肿或散在于腓肠肌肌间隙的血肿，后者更容易被忽视。

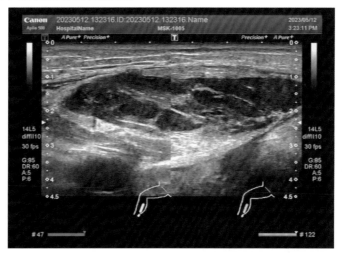

图4-13-1 超声下腓肠肌内侧头陈旧性撕裂伤伴血肿形成

四、超声引导下操作方法

（1）适应证：凡腓肠肌血肿均为针刺手术治疗的适应证。

（2）体位：俯卧位，患肢抬高，操作更为方便。

（3）消毒铺单：常规碘伏或安尔碘将整个小腿后面消毒三遍，铺无菌中单于台面上，将患肢放置台面上铺无菌洞巾，准备一次性无菌耦合剂和超声隔离套。

（4）超声引导下针刺操作：定点后局部1%利多卡因麻醉，麻醉满意后，超声引导下刺入，超声可视化下观察到刺入血肿中心位置即可。引导血肿内容物流出，术后无菌贴贴敷72时（图4-13-2，图4-13-3）。

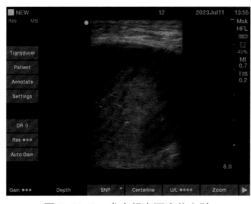

图4-13-2 术中超声下定位血肿

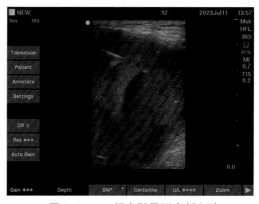

图4-13-3 超声引导下穿刺血肿

五、注意事项

在超声引导下针刺操作过程中，一定注意无菌操作。术后注意抬高患肢，利于血液回流，保持患处清洁干燥。

附　急性新鲜小腿腓肠肌血肿

一、超声表现

早期小腿深静脉通畅，撕裂严重者肌肉间有液体渗出样影像。血肿早期为等回声，张力高，形成血凝块则表现为低回声，随着血凝块的崩解，纤维素渗出，无回声逐渐增多，间有不规则的低回声和高回声带，张力减低。由于体积大，其内为血液，后方回声增强明显。外伤引起的腓肠肌撕裂伴发的血肿，部分肌纤维断裂、不完整，血肿占据肌肉的一部分。此类患者多数为中青年，一旦发生血肿，易引发室筋膜综合征，因此，症状出现的早而重，声像图特征多为等回声或低回声，张力高。

在诊断血肿方面，彩色多普勒血流显像比其他检查更有优势和诊断价值。尤其对深静脉通畅或可疑阻塞，而小腿肿胀又很明显，要特别注意是否有大块血肿或散在于腓肠肌肌间隙的血肿，后者更容易被忽视（图4-13-4）。

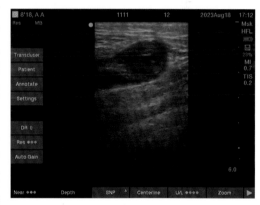

图4-13-4　超声下小腿腓肠肌血肿

二、超声引导下操作方法

（1）适应证：凡腓肠肌血肿均为针刺手术治疗的适应证。

（2）体位：俯卧位，患肢抬高，操作更为方便。

（3）消毒铺单：常规碘伏或安尔碘将整个小腿后面消毒3遍，铺无菌中单于台面上，将患肢放置台面上铺无菌洞巾，准备一次性无菌耦合剂和超声隔离套。

（4）超声引导下针刺操作：定点后局部1%利多卡因麻醉，麻醉满意后，超声引导下刺入，超声可视化下观察到刺入血肿中心位置即可。引导血肿内容物流出，术后无菌贴贴敷72小时（图4-13-5~图4-13-8）。

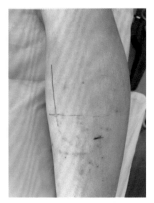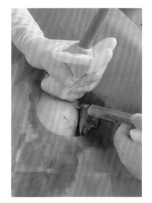

图4-13-5　小腿腓肠肌血肿定位　　图4-13-6　小腿腓肠肌血肿术

中抽吸血肿内容物

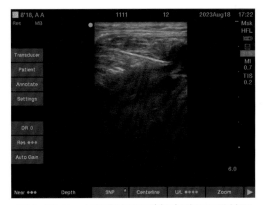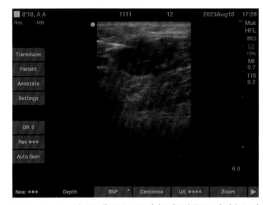

图4-13-7　小腿腓肠肌血肿超声引导下进针图　　图4-13-8　小腿腓肠肌血肿超声引导下穿刺血肿

二、注意事项

在超声引导下针刺操作过程中，一定注意无菌操作。术后注意抬高患肢，利于血液回流，保持患处清洁干燥。

第五章 超声引导下针刀治疗脊柱疾病

第一节 神经根型颈椎病

一、概述

神经根型颈椎病是一种常见的颈椎病变，主要由于颈椎的退行性改变或损伤引起。通常涉及颈椎的神经根，即从脊髓中延伸出来的神经，通过颈椎的空隙向身体不同部位传输信号。当这些神经根受到损伤或受压时，会引发疼痛、麻木、刺痛等症状。

疼痛往往沿着受累神经根的路径向手臂、肩膀或手指辐射，而具体受累的神经根位置将决定症状表现的具体部位。症状可能会影响一个或多个神经根。

神经根型颈椎病的常见原因包括以下几个方面。

（1）椎间盘突出：颈椎椎间盘退行性改变，导致椎间盘突出并压迫神经根。

（2）颈椎关节退行性病变：导致颈椎关节间隙变窄，相应节段椎间孔狭窄，压迫神经根。

（3）颈椎骨折或创伤：外伤导致神经根受损。

（4）颈椎炎症或感染：引起神经根受压或受损。

二、解剖结构

颈椎神经根的解剖结构较为复杂，临床要点如下所述。

椎体间节段：颈椎由7个椎体（C1至C7）组成，它们之间通过椎间盘连接在一起。每个椎体间的区域称为椎体间节段，例如，C3~C4、C4~C5等。

椎间孔结构的构成：椎间孔是位于相邻颈椎之间的开口，它是由两个相邻椎体的后缘和椎弓（包括椎板和横突）形成的。这个开口提供了神经根从脊髓延伸出颈椎椎管的通道。

颈椎神经根发出的位置通常与相应的椎体间节段标记相符。例如，C3~C4椎体间节段发出C4神经根，C4~C5椎体间节段发出C5神经根，以此类推。

颈椎神经根在椎间孔内分成前支和后支。前支主要负责控制肌肉的运动。它们将运动指令从脊髓传递到颈部和上肢的肌肉，包括肩膀、胳膊、前臂和手部的运动。后支主要负责传递感觉信号。它们将来自颈部和上肢的感觉信息传递回脊髓，然后通过脊髓继续传递到大脑。

每个椎体间节段的后支中还有一个特殊的神经，称为窦椎神经，也被称为椎旁神经。窦椎神经是颈椎神经根的一部分，但它并不像前支和后支那样直接与运动或感觉有关。

走行部位：颈椎神经根从椎间孔出来后，它们沿着颈椎的椎体间隙和横突之间的区域分布到特定的区域。例如，C5神经根向上延伸到颈部，然后分布到肩部和手臂的外侧，C6神经根分布到手臂的前臂，C7神经根分布到手臂的后侧，C8神经根分布到手指等。

三、正常颈神经超声表现

1.超声基础特征

在超声下，正常的神经呈现为均匀的、偏高回声的结构，与周围的低回声的脂肪和肌肉组织形成对比。在横截面上，神经呈现为蜂巢状结构，这是由于多条神经纤维束和介于其间的脂肪造成的。对于受到压迫的神经，可能会出现回声增强、结构变形或肿胀的表现。

2.颈神经根的定位特征

C3~C7神经根：可以在椎间孔水平观察。当探头放置在颈椎的侧面并沿颈椎的后方移动时，可以观察到在椎体和相应的横突之间的区域中显示的神经根。每个椎间孔都位于相应的椎体和上面的椎体的下边缘之间。神经根应该在其出口处，即椎间孔的位置可见。

短轴横断超声图像显示C5横突的前结节（at）和后结节（pt）为双峰驼征（图5-1-1）。

在扫查中，可以首先通过识别第七和第六颈椎（C7和C6）的横突来确定颈椎水平。第七颈椎横突（C7）与上述节段不同，因为它通常有一个不发育的前结节和一个突出的后结节（图5-1-2）。

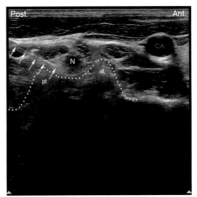

图 5-1-1　C5短轴切面图

N神经根，CA颈动脉。箭头指向位于椎间孔后方的针

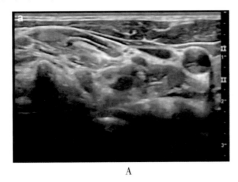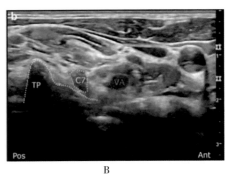

A	B

图5-1-2　C7横突点的短轴横断面超声图像

VA:椎动脉；TP：横突

通过向颅侧移动探头，第六颈椎横突进入图像，具有特征性的尖锐前结节，之后可以很容易地识别出连续的颈椎水平（图5-1-3）。

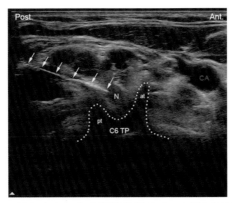

图5-1-3 C6横突（C6tp）尖锐的前结节（at）的短轴横向超声图像

N 神经根、CA 颈动脉、pt 后结节。箭头示位于椎间孔后部的针头

在高于C6的节段，前结节变短，与后结节相等，中间有一条浅沟

四、超声引导下操作方法

1.适应证

（1）通过MRI或CT证实的神经根受压的颈椎病患者。

（2）患者出现持续性的神经根症状，如局部刺痛、上肢麻木、运动障碍等，对非手术治疗反应不佳。

（3）颈部的局部病变与患者的临床症状相一致。

2.禁忌证

（1）颈部感染或存在严重的皮肤疾病。

（2）系统性感染症或炎症反应。

（3）明确的药物过敏史，特别是对使用的麻醉药物。

（4）出血倾向或使用抗凝药物的患者。

3.体位

患者取仰卧位，头部微微后仰，头部适度旋转至非手术侧，确保颈部充分暴露并且平直。患者双手放置于身体两侧，避免对颈部产生压迫。

4.消毒铺单

（1）采用2%碘伏对颈部前、侧部及背部进行三遍环状涂抹式消毒，消毒范围从耳垂至胸骨柄，宽度达到手术区域的两倍以上。

（2）采用无菌手法，铺设大无菌单，确保全部暴露区域完全被覆盖，只留下手术部位。

5.超声引导下针刀操作

（1）采用高分辨率线性阵超声探头，对颈部神经根进行清晰的超声定位。

（2）横突结节辨识：在超声下，横突的前后结节可呈特定形状。如C7因只有后结节，呈现"靠背椅"形态，第六颈椎横突进入图像，具有特征性的尖锐前结节。在高于C6的节段，前结节变短，与后结节相等。这些形态特征有助于在超声下确定颈椎的具体水平。

（3）神经根辨识：在超声下，神经根位于椎间孔处，表现为椭圆形的低回声区域。周围通常被一层明亮的超声回声包绕，这是由于神经根的髓鞘产生的。

（4）椎动脉辨识：椎动脉位于每一侧的横突的孔内，通常呈高回声的圆形结构，并可观察到脉动现象。必须小心避免损伤这些关键结构。

（5）在超声显示下，确认受压神经根的准确位置以及周围的关键解剖结构，如血管、淋巴结等。

（6）确定针刀的切入点和进针路径，避免神经、椎动脉和重要的血管。

（7）局部注射1%利多卡因进行麻醉后，按计划路径缓慢推进针刀，确保其始终在超声视野内。

（8）观察超声图像，确保针刀的尖端达到受压的神经根部位（图5-1-4，图5-1-5）。

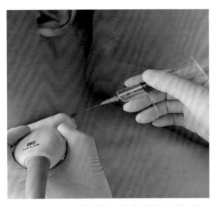 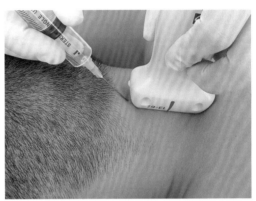

图5-1-4　颈椎横突超声引导下治疗　　　图5-1-5　颈椎后侧超声引导下治疗

6.手法操作

（1）在超声引导下，轻微旋转针刀，进行精确的定位操作。

（2）根据需要，可缓慢注射药物，如局部麻醉药、皮质类固醇等，达到消炎和镇痛的效果。

（3）刀口线与脊柱平行，自颈外侧穿刺点垂直刺入，于小关节外侧缘滑下，保持针体与超声束在同一平面，超声下显示针尖，引导针刀落在横突后结节，在横突外缘和上缘小心切割3~5刀，针尖继续到达横突前后结节间孔处的靶神经根，可继续松解后出针。

（4）确认完成治疗后，缓慢抽出针刀，立即对切口位置进行压迫，避免出血，然后对创口进行无菌处理。

（5）观察患者术后反应，确保患者没有即时并发症。

五、注意事项

当进行超声引导下治疗神经根型颈椎病的操作时，必须密切注意以下风险，并采取相应的预防措施。

1.椎动脉损伤

（1）风险：椎动脉损伤可能导致大出血、脑缺血或脑梗死。

（2）规避：使用超声引导确保清晰视野下的椎动脉位置，避免其进针路径。始终保持针尖在视野内。

2.硬膜内注药

（1）风险：硬膜内注药可能导致脑脊液泄漏、头痛或严重的神经系统并发症。

（2）规避：仔细观察针尖位置，确保不进入椎管。在注射药物之前，先回抽确认针内无血或脑脊液。

3.椎管内外血肿

（1）风险：血肿可能压迫神经根或脊髓，导致疼痛或神经功能损伤。

（2）规避：减少多次刺针，操作后对切口位置进行充分的压迫，密切观察患者的症状变化，及时处理。

4.脊髓全麻

（1）风险：错误的药物注入或操作技术可能导致脊髓损伤，从而导致全身麻痹。

（2）规避：在整个过程中确保超声引导，确认正确的解剖标志。在注射之前，确保针的位置并回抽确认。

5.其他并发症

（1）通常包括感染、疼痛加重、药物反应等。

（2）规避：严格无菌操作，正确选择低剂量的药物，监测患者的反应。

完成手术后，密切监测患者的神经功能和症状。对于任何异常反应，如严重的头痛、麻木、运动功能丧失等，应立即进行评估和处理。

第二节　胸腰椎棘上韧带炎

一、概述

胸腰椎棘上韧带损伤是骨科领域中常见的疾病之一，即胸腰椎节段的棘上韧带发生的非感染性炎症反应。该炎症不由细菌、病毒或其他微生物因素引起，其发病机制与局部组织的微损伤、免疫反应或退行性变有关。

1.发病机制

（1）微损伤机制：持续的机械性应激、过度伸展或重复性运动可能导致棘上韧带的微小撕裂或损伤，触发炎症反应。

（2）免疫介导机制：某些体质的患者可能对韧带微损伤有过度的免疫反应，导致炎症。

（3）退行性改变：随着年龄的增长，棘上韧带可能发生结构性改变或退化，使其更容易发炎。

2.临床表现

（1）患者常表现为胸腰段局部、持续或间歇的酸痛或锐痛。

（2）肌肉僵硬、活动受限，尤其是早晨起床或长时间静坐后。

（3）疼痛可能因某些体位或活动加重，如前屈或扭转。

3.诊断

（1）物理检查：触诊胸腰段棘突可能有压痛。

（2）影像学：MRI可以显示棘上韧带的水肿或增厚。超声扫描能够实时评估韧带的回声结构及其附近组织的炎症状态。

4.鉴别诊断

需要与棘上韧带的感染性炎症、韧带断裂或骨伤进行鉴别。血液检查可以排除感染，而MRI可以帮助确定韧带的完整性和其他椎间病变。

二、解剖结构

胸腰椎棘上韧带是脊柱韧带系统中的一部分，起着稳定脊柱和限制前屈的作用。同时也为椎体提供了一种阻尼机制，减少了急性运动引起的伤害。这一韧带与其他脊柱韧带一起，支撑脊柱，使其能够承受身体的重量和各种机械应力。

1.起止点

棘上韧带起始于第七颈椎的棘突，向下延伸，经过所有胸椎和腰椎，一直延续到骶骨。在每一段椎体中，它都从一个椎棘的尖端开始，附着在下一个椎棘的基部。

2.组织构造

棘上韧带是由密集的纵向纤维组成，这些纤维为脊柱提供了额外的稳定性，防止过度的屈曲。它与相邻的黄韧带和棘间韧带共同合作，形成了一个完整的韧带系统，支撑并保护脊柱。

3.功能

胸腰椎棘上韧带的主要功能是限制脊柱的前屈，并提供额外的稳定性，以防止超过生理范围的运动。

4.与其他韧带的关系

（1）背侧：它位于深背筋群的表面，特别是在最长背肌的表面。

（2）腹侧：棘上韧带与棘间韧带紧密相连，后者位于各个椎棘之间的深部。

5.临床意义

胸腰椎棘上韧带的损伤或炎症可能导致背部疼痛。因其位置和结构，它容易受到过度伸展或直接损伤的影响。

在退行性关节病中，此韧带可能会因骨质增生而变得僵硬或受到侵蚀。

三、超声表现

1.形态学表现

（1）韧带的连续性：胸腰椎棘上韧带应显示为均匀的、连续的纤维结构。

（2）边界清晰：韧带与其周围结构的界限应该是清晰可辨的，其上下边缘与相邻的椎体棘突之间有清晰的分界。

2.回声特性

（1）低至中度回声：棘上韧带在超声图像中呈现为低至中度的回声，与周围的软组织有所区分。

（2）均匀性：韧带内部的回声应均匀，没有明显的杂乱或断裂的纤维。

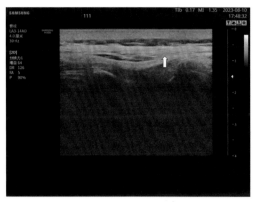

图5-2-1　胸椎棘上韧带多普勒超声图

（3）无明显的血流信号：在彩色多普勒或能量多普勒超声下，正常的棘上韧带内部不应该有明显的血流信号（图5-2-1）。

3.与周围结构的关系

（1）局部解剖位置：在超声断层上，胸椎棘上韧带位于椎体的后部，它连接相邻椎体的棘突，并与深部的韧带结构区分开来。

（2）厚度和长度：在横截面上，胸椎棘上韧带的厚度和长度应与相应的胸腰椎水平相匹配。

4.动态观察

在动态超声观察中，当患者进行屈曲或扩张活动时，棘上韧带的张力和形态应该保持一致，没有明显的异常运动或形态改变。

四、超声引导下操作方法

1.适应证

（1）胸腰椎棘上韧带炎或损伤导致的局部疼痛及僵硬。

（2）传统的保守治疗无效或效果不佳的患者。

（3）明确的超声或MRI证据显示棘上韧带的炎症或损伤。

2.禁忌证

（1）局部感染或皮肤疾病。

（2）出血性疾病或抗凝治疗。

（3）骨折或其他严重的脊柱结构异常。

3.体位

患者侧卧，受损侧朝上，将头部、胸部和骨盆稍微旋转，以确保治疗区域的最佳暴露。

4.消毒铺单

对治疗区域进行彻底的清洁与消毒，使用碘伏和酒精交替擦拭三次，然后覆盖无菌单。

5.超声引导下针刀操作

（1）使用高频线阵探头，调整超声深度和增益以清晰地显示棘上韧带。

（2）选择合适的入路并确认针路，避免邻近的关键结构。

（3）在超声引导下缓慢推进针刀，直至达到预定的治疗深度。

（4）在确保正确的位置后，开始进行针刀松解操作。

6.手法操作

根据患者的韧带状况和位置，使用特定的手法，如推、拉、旋转等，以松解韧带，减轻疼痛和炎症（图5-2-2）。

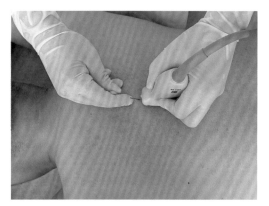

图5-2-2　胸椎棘上韧带炎超声下针刀治疗

7.操作注意事项

（1）椎管内风险：针刀过深可能进入椎管，导致神经损伤或硬膜破裂。

（2）气胸风险：特别是在胸部，不恰当的操作可能损伤肺部，导致气胸。

（3）腹膜后及腹腔脏器损伤：在接近腹部的腰椎操作时，需要注意腹膜后的结构，避免损伤腹膜后的结构和脏器。

（4）注意事项：始终在超声引导下进行操作，确保实时的视觉反馈；始终保持针和超声探头的一致性；如果遇到阻力或患者出现不适，应停止操作并重新评估。

第三节　胸腰椎棘间韧带炎

一、概述

棘间韧带是一组纤维结构，位于脊柱的棘突之间，贯穿整个脊柱，其主要功能是稳定脊柱、限制过度伸展以及协助脊柱的屈曲，这种炎症不是由细菌、病毒或其他微生物引起，发病机制中并不涉及到任何感染性因素。可能是由于机械刺激、自身免疫反应或与系统性疾病如强直性脊柱炎有关。

（1）发病机制：尽管具体的原因可能因个体而异，但长时间的机械应激、韧带微撕裂或与基础的系统性疾病有关的免疫介导反应都可能是触发因素。

（2）临床表现：患者可能会报告中到重度的局部疼痛、僵硬和活动受限。疼痛可能是持续性的，但通常在活动后加重。

（3）诊断：确诊通常需要结合临床表现、实验室检查和影像学检查。MRI是最有诊断价值的影像学工具，可显示韧带的炎性改变和周围结构的反应。

（4）治疗：治疗的主要目标是缓解疼痛、控制炎症并恢复功能。这可以通过非手术和手术方式实现。非手术治疗包括药物治疗（如NSAIDs）、物理疗法和活动调整。在常规理疗无效的情况下，可能需要考虑微创干预。

二、解剖结构

（1）组织构造：棘间韧带是由致密的纤维性结缔组织构成，这种组织具有良好的韧性和伸缩性，允许其在承受负荷时提供稳定性。

（2）定位与延伸：棘间韧带起始于下方椎体的棘突顶部，并延伸至上方椎体的棘突基部，形成一连串的结构，从胸部到腰部都有分布。

（3）形态特点：在胸腰部，这些韧带较为宽阔和平坦。尤其在腰椎部分，它们变得更加粗短和稠密，以支撑更大的脊柱负荷。

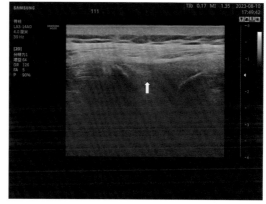

图5-3-1 胸椎棘间韧带

（4）超声显影：在肌骨超声下，棘间韧带呈现为介于相邻两棘突之间的均匀、线性的低回声结构。由于其致密的纤维结构，它在超声图像上与周围的软组织形成明显的对比（图5-3-1）。

（5）生物力学：胸椎棘间韧带的主要功能是限制脊柱的前屈和侧屈活动，同时为脊柱提供额外的稳定性。

（6）临床意义：胸椎棘间韧带的特定解剖位置与结构，在诊断某些脊柱疾病（如棘上韧带炎、韧带骨化、创伤后的韧带损伤等）时起到关键作用。胸椎棘间韧带的损伤和炎症常常与脊柱的不稳定性和疼痛有关。

三、超声表现

1.回声特征

（1）组织密度：胸腰椎棘间韧带呈现为中等到低等的回声，与周围结构相比其回声相对均匀。

（2）组织界面：与骨性棘突相邻的界面清晰，反射强度高，形成一个明显的高回声线。

2.形态特征

（1）形状：该韧带呈现为纤细的条索状结构，伸展在两个相邻的棘突之间。

（2）厚度：在胸腰段，棘间韧带的厚度可以有所变异，但总体上它在超声中呈现为相对薄的纤维结构。

3.邻近结构关系

（1）定位：胸腰椎棘间韧带位于棘上韧带和棘下韧带之间，与这两者相邻。

（2）棘突：韧带与棘突的接触面在超声上呈现为高回声界面，形成清晰的分界。

4.动态观察

在动态扫描中，随着患者的体位变化或呼吸运动，韧带可能显示出一定程度的伸展或弛缓。

5.血流探测

采用彩色多普勒（Color Doppler）检测时，正常的棘间韧带一般不应显示出显著的血流信号。

四、超声引导下操作方法

1.适应证

（1）胸腰椎棘间韧带部分撕裂或挫伤。

（2）非手术治疗无效的慢性棘间韧带疼痛。

（3）疼痛与活动限制和棘间韧带损伤相关。

2.禁忌证

（1）怀孕。

（2）严重凝血功能障碍。

（3）当地感染或皮肤病。

（4）神经根压迫或椎管狭窄。

3.体位

患者俯卧，头部轻微侧偏以暴露治疗区域。下肢稍微弯曲以减少腰椎的生理弯曲，从而更容易进入目标区域。

4.消毒铺单

（1）使用碘伏进行三次宽泛的局部消毒，覆盖超声探头操作区域及其周边。

（2）采用无菌技术铺设无菌单。

5.超声引导下针刀操作

（1）使用高频线阵超声探头，先行扫描确诊棘间韧带损伤的位置及程度。

（2）根据超声图像，确定针刀的进针点和方向。

（3）在连续超声引导下，慢慢进针至目标区域，可使用水平进针或倾斜进针技术，视病灶深浅和位置决定（图5-3-2）。

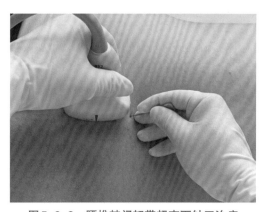

图5-3-2　腰椎棘间韧带超声下针刀治疗

6.手法操作

（1）一旦针进入目标区域，轻微摇动针刀，解离局部粘连。

（2）针刀可进行局部旋转、前后切割，以达到最佳的治疗效果。

（3）操作结束后，缓慢退针。

7.操作注意事项

（1）风险因素

①椎管内风险：在进针时需要避免深入椎管，以免损伤脊髓或神经根。

②气胸：特别是在胸椎区域，需要小心避免穿刺肺组织。

③腹膜后及腹腔脏器损伤：在腰椎下部进行时，需避免过深进针，可能会损伤到腹腔的脏器或腹膜后的结构。

（2）其他注意事项

①操作前需详细询问病史，排除禁忌证。

②使用无菌技术以减少感染风险。

③操作中如遇到异常抵抗或患者反应明显不适，应立刻停止操作，重新评估。

第四节　第三腰椎横突综合征

一、概述

腰三横突综合征又可称为第三腰椎横突周围炎或第三腰椎横突滑囊炎，是一种临床上常见且易反复发作的腰痛类疾病，因第三腰椎居腰椎中心位置，活动度大且横突常较其他腰椎横突长，所以活动时易受到应力作用使横突尖部软组织撕裂损伤，局部出血、水肿引起横突周围软组织粘连增厚，使穿过其中的血管神经受到炎性刺激和机械性压迫而产生疼痛刺激症状，临床上多见于从事体力劳动的青壮年，男性多发，以第三腰椎横突部位局限性压痛及腰部前屈活动受限为典型特征。

二、解剖结构

腰椎共有5个，第三腰椎位于腰椎生理性前凸顶部，腰椎在传导重力时，常以第三腰椎为其活动中心，故其为腰椎前屈、后伸、左右旋转活动的枢纽。因此，第三腰椎两侧横突所受牵拉应力最大，在生长发育过程中生长速度也最快。腰三横突（图5-4-1）位于肋弓与髂嵴之间，横突向后呈30°角左右，向前倾斜15°左右，近尖部骨面增厚粗糙。

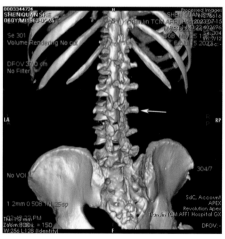

图5-4-1　腰三横突

箭头示腰三横突

腰背筋膜深层附着于腰三横突尖部，上、下缘为横突间肌，横突后板有骶棘肌，前侧有腰大肌和腰方肌。深层行于骶棘肌和腰方肌之间，借集合纤维附着于腰椎横突末端，向上附着于第12肋，向下附着于髂骶嵴。腹横肌行于腰方肌外侧缘时移行于腰背筋膜，附于横突末端。腹横肌与腹壁其他肌肉组成所谓的"腹压肌"以支持腹内压，因此，腹压的变化可通过腹横肌影响到横突末端。腰大肌起自第12胸椎和5个腰椎及其各横突上，止于股骨小粗隆，在身体的前面才能摸到。腰大肌作用是屈髋，亦协助腹直肌使脊柱向前弯曲。腰方肌大致呈"方形"，位于腰椎外侧，腰背筋膜的前面，以三组纤维连接在第12肋、腰椎横突和髂嵴之间，和肋骨、腰椎、骨盆都有密切关系，其主要作用是向下牵拉使脊柱侧弯。

臀上皮神经是由腰1~3脊神经后外侧支的皮支组成。第2腰神经的后支紧贴第3腰椎横突顶端尖部向外侧走行，穿过深筋膜从骶棘肌外缘在深浅筋膜之间向下走行，在腰三角处穿过腰背浅筋膜，越过髂嵴分布于臀上部皮下，还有部分纤维入臀中肌和大腿后侧皮下。第3腰椎横突末端附近有腰丛神经中的股外侧皮神经通过，因此本综合征的疼痛可影响到大腿前外侧。

三、超声表现

旁矢状切面腰椎横突超声宽景声像图结果显示：横突浅方为竖脊肌的长轴图像；竖脊肌深方可见腰椎横突骨皮质的弧形强回声，后方伴声影；横突深方可以看到腰大肌的长轴图像（图5-4-2）。

四、超声引导下操作方法

（1）适应证：凡第三腰椎横突综合征均为针刀闭合型手术治疗的适应证。

（2）体位：患者取俯卧位。

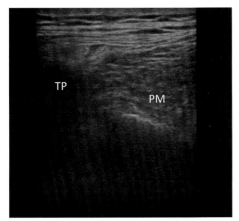

图5-4-2　腰三横突超声图
TP：横突，PM：腰大肌

（3）消毒铺单：以腰三横突为中心，碘伏消毒三遍，无菌洞巾铺巾。

（4）超声引导下针刀操作：皮肤常规消毒铺巾，于标记点用1%利多卡因做局部麻醉，然后用4#针刀于第三腰椎横突尖部压痛点进针。超声引导下，针刀送至横突尖端高回声处，进行纵向剥离、横向铲剥紧张、黏附于横突骨面（或尖端）的肌肉和筋膜2~3次，感觉肌肉筋膜松动时出针，创可贴覆盖针孔并包扎固定。（如图5-4-3~图5-4-5）。

（5）手法操作：治疗结束后让患者进行腰部屈伸活动。

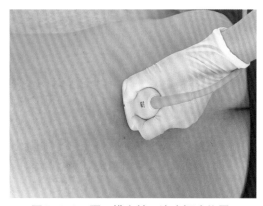

图5-4-3　腰三横突针刀治疗探头位置

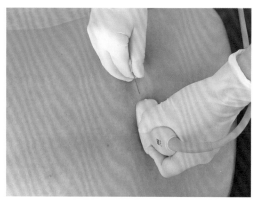

图5-4-4　腰三横突超声下针刀治疗

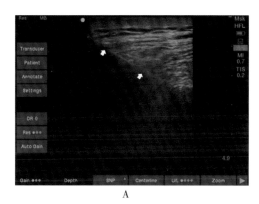

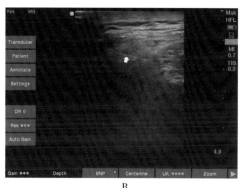

图5-4-5　腰三横突针刀治疗下超声图

五、注意事项

在超声引导下针刀操作过程中，一定注意无菌操作，术毕敷贴包扎，48小时内施术部位禁沾水，48小时后常规腰背肌功能锻炼。多数患者1次治愈，如未治愈者间隔5～7天行第2次治疗，最多不超过3次。

第五节　腰椎间盘突出症

一、概述

腰椎间盘突出症是指腰椎间盘的髓核部分向后突出并压迫神经根的疾病，出现背痛、下肢放射性疼痛、感觉异常、肌力减退和反射改变等临床症状的一种疾病。腰椎间盘突出症多发生于中老年人，尤其是40~60岁。男性在40~60岁发病率较高，而女性在60岁后的发病率有所增加。其发病因素较多，如椎间盘退变、持续性重复活动、创伤、高压力负荷或遗传因素等。因此，从事重体力劳动或需要长时间弯腰、提重物等工作的人群，如建筑工人、运动员、司机等职业患病的风险较高。

二、解剖结构

腰椎间盘是位于相邻两个腰椎骨之间的软骨结构，承担着缓冲和吸收脊柱压力的重要作用。主要由两部分组成，即纤维环和髓核。纤维环是由环形的纤维软骨组织组成的外层，环绕着盘的中间部分，提供了强度和稳定性。髓核是位于纤维环内的凝胶状物质，主要由水分和胶原纤维组成。其主要功能是承受压力、吸收冲击和维持椎间盘的弹性。此外，腰椎间盘周围组织还分布有神经（负责传递感觉和运动信号，控制下肢的功能）、韧带（后纵韧带、横韧带、棘黄韧带和棘下韧带等，用于保持脊柱的稳定性和提供支撑）。

三、诊断

（1）临床症状评估：医生会详细询问病史和症状，包括腰痛、放射痛、麻木或刺痛感等。身体检查可以包括神经系统评估，如检查肌力、感觉和反射。

（2）影像学检查

①X射线：可以帮助排除其他疾病，但对于腰椎间盘突出本身的诊断有限。

②CT：可清楚地显示腰椎间盘突出的大小，有无钙化。

③MRI：是最常用的影像学检查，可以提供详细的椎间盘解剖图像，并确定腰椎间盘是否突出，是否压迫神经根或脊髓。

四、治疗

1.非手术治疗

（1）休息和限制活动：减少腰椎间盘的压力和炎症反应。

（2）物理治疗：包括热敷、康复运动和牵引等，旨在减轻疼痛、改善肌肉功能和增加腰椎的稳定性。

（3）药物治疗：可以使用非处方的非甾体抗炎药（NSAIDs）来缓解疼痛和减轻炎症反应。

2.手术治疗

（1）微创手术：如微创经皮椎间孔镜手术，通过小切口和镜下操作，直接清除压迫神经根的突出部分。

（2）开放手术：对于严重的、无法通过微创手术解决的情况，可能需要进行开放手术，如腰椎间盘切除术或椎间融合手术。

五、超声表现

首先探查棘突水平会出现多个高耸"波浪状"的高回声表面，这便是棘突在超声下的显影；将探头往身体外侧水平移动，可以看见从"波浪状"的形态变为"锯齿状"的形态，称为"马头征"，说明超声扫到了椎板水平；将探头继续向身体外侧移动，出现一个"驼峰"的形态，称为"驼峰征"，这表明超声扫到了关节突水平；将探头继续水平向外侧移动，出现"三叉戟征"则为横突水平。将超声探头与棘突垂直（即与身体纵轴垂直）放置，扫描到棘突水平时，看到形似"巫师"的形状，此时为棘突水平的横断面。将探头平行地向尾侧或头侧移动，避开棘突扫描到棘突间隙时，正常情况下，在间隙能够看到"等号状"椎管结构，成为"猫脸征"（图5-5-1~图5-5-6）。

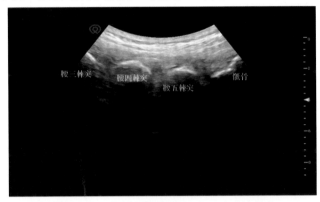

图5-5-1 超声定位下棘突水平（波浪状）

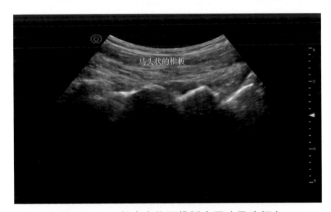

图5-5-2 超声定位下椎板水平（马头征）

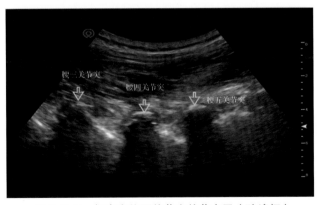

图5-5-3 超声定位下关节突关节水平（驼峰征）

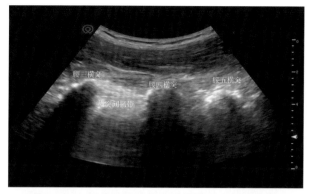

图5-5-4　超声定位下横突关节水平（三叉戟征）

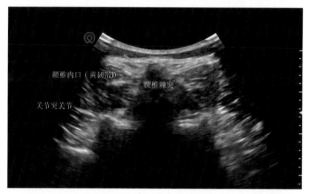

图5-5-5　超声定位下横断面棘突水平（巫师征）

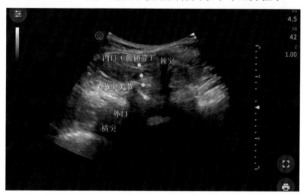

图5-5-6　超声定位下横断面棘突间隙水平及"内口"（猫脸征）

六、超声引导下操作方法

（1）适应证：凡腰椎间盘突出症均为针刀闭合型手术治疗适应证。

（2）体位：患者取俯卧位。

（3）消毒铺单：腰部术区常规碘伏消毒三遍，以穿刺点为中心铺巾。

（4）超声引导下针刀操作：将超声探头消毒，涂抹无菌性耦合剂，穿戴一次性无菌手套，并将超声探头套上一次性使用无菌套膜，刀口线与身体纵轴方向平行，针刀体与皮肤表面垂直，在超声定位下直达针刀治疗点的骨面。超声探头与身体纵轴平行时，横突尖压痛点则是针刀达病变腰椎和相应的上下腰椎横突关节背侧的骨面，在横突关节尖端的背面将此处的肌筋膜组织切割1~3次；再移动针刀刃到达横突关节的下端，沿着横突关节下缘将此处软组织以及肌筋膜切割松解2~3次，再次移动针刀刃到达横突关节的尖端，针刀刃沿横突尖端的边缘切割松解软组织3~5次；关节突关节治疗点：针刀刃移动到病变椎体及相应的上下椎体的关节突关节，纵向切开1~3次。将超声探头调转90°即横断面水平，选择病变椎体的棘突间隙，针刀体与身体皮面垂直，进针后，在关节突关节内侧（即内口）处进行切割松解3~5次，对黄韧带也可进行适当纵行切割1~3次；松解压痛点部位，术毕，立刻拔出针刀，进行局部压迫止血1分钟，再用无菌敷料覆盖伤口（图5-5-7~图5-5-9）。

（5）手法操作：治疗结束后让患者进行腰部屈伸活动。

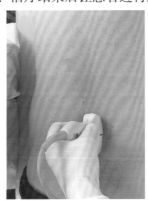 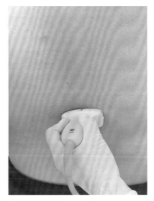

图5-5-7　腰椎长轴探头摆位　　图5-5-8　腰椎短轴探头摆位

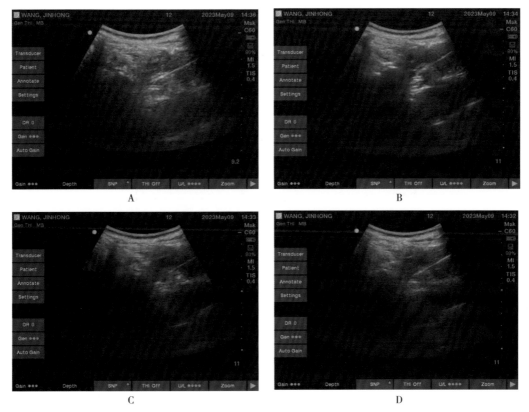

图5-5-9　腰椎间盘突出针刀操作超声图

七、注意事项

在超声引导下针刀操作过程中，严格按照《针刀医学临床诊疗与操作规范》中要求的针刀四步操作规程，并注意无菌操作，术毕敷贴包扎，48小时内施术部位禁沾水，48小时后常规腰背肌功能锻炼。多数患者经一次治疗后症状即可明显缓解，如未治愈者间隔1周行第二次治疗，最多不超过三次。

第六节　梨状肌综合征

一、概述

梨状肌综合征（pyriformis muscle syndrome）是指坐骨神经在梨状肌区域受到卡压而引起臀腿痛的一种综合征，主要表现为患者臀部疼痛及下肢放射性疼痛，是临床常见的急慢性下肢神经损伤之一。常见病因：臀部外伤出血、粘连、瘢痕形成；注射药物使梨状肌变性、纤维挛缩；髋臼后上部骨折移位、骨痂过大等原因使坐骨神经在梨状肌处受压引发症状（图5-6-1）。

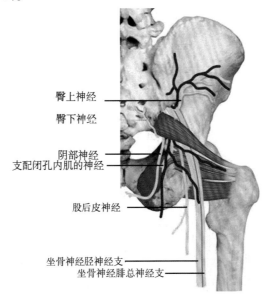

臀上神经
臀下神经
阴部神经
支配闭孔内肌的神经
股后皮神经
坐骨神经胫神经支
坐骨神经腓总神经支

图5-6-1　臀部解剖示意图

二、临床表现和诊断要点

1.临床表现

疼痛是本病的主要表现，以臀部为主，并可向下肢放射，严重时不能行走或行走一段距离后疼痛剧烈，需休息片刻后才能继续行走。患者可感觉疼痛位置较深，放射时主要向同侧下肢的后面或后外侧，有的还会伴有小腿外侧麻木、会阴部不适等。

2.诊断要点

大多表现为患病一侧臀部疼痛，疼痛从臀部经大腿后方向小腿和足部放射，呈现沿着坐骨神经走形放射。

疼痛剧烈时患者常出现跛行，甚至行走困难。

举重或弯腰时可出现疼痛加重，通过牵引可有不同程度缓解。

在梨状肌的局部可触到条索状筋结。

三、针刀治疗

1.梨状肌综合征　　是由于坐骨神经在梨状肌下孔出口处受到周围软组织的卡压所致，应用针刀松解技术，准确松解局部卡压即可解决。

2.操作方法

（1）体位：俯卧位。

（2）体表定位：髂后上棘与尾骨尖连线的中点与股骨大转子连线的中内 1/3 交点处。

（3）消毒：以治疗部位为中心，用碘伏消毒3遍，铺无菌巾。

（4）麻醉：用1%利多卡因局部浸润麻醉，每个治疗点注药 1ml。

（5）刀具：0.40mm×75mm型号小针刀。

（6）超声引导下针刀操作：将超声传感器插入装有超声导电膏的无菌套，于皮肤与传感器之间间隔手术巾和薄层无菌导电膏。探头置于髂后上棘和尾骨尖连线的中点与股骨大转子连线的中内 1/3 交点处进行扫描，充分探查梨状肌的形态（图5-6-1），痛点确认后，1%利多卡因局部麻醉，选择0.40mm×75mm型号小针刀，使用平面内穿刺法，针刀抵达坐骨神经在梨状肌下孔的部位，在超声图像实时监视下针刀体后退1cm，针刀体向内、向外倾斜，即在坐骨神经在梨状肌下孔的卡压点进行局部松解，后注入30μg/ml医用三氧5ml，局部压迫止血3分钟后，无菌贴贴敷24小时。

3.针刀术后手法治疗

针刀术后，进行手法治疗，俯卧位，做直腿抬高3次（图5-6-2~图5-6-6）。

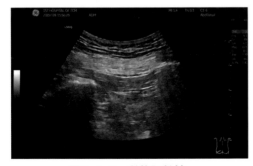 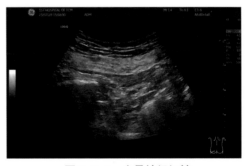

图5-6-2　梨状肌长轴　　　　　　　　图5-6-3　坐骨神经短轴

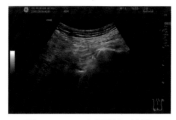
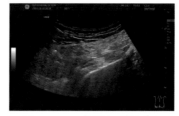
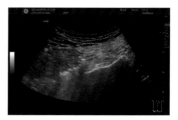

图5-6-4　坐骨神经长轴　　　　图5-6-5　梨状肌进针路径　　　　图5-6-6　梨状肌注射三氧后

四、注意事项

在超声引导下针刀操作中，一定注意无菌操作，时刻关注超声引导，注意梨状肌坐骨神经周围比邻组织，观察治疗效果，在坐骨神经在梨状肌下孔的卡压点局部松解后，患者自觉疼痛减轻则可出刀；针刀刀口方向要始终与肌腱纵行方向一致，避免损伤肌腱，操作结束后一定嘱患者适当保持伤口干燥，无菌贴贴敷24小时，门诊复查。

第七节　臀上皮神经卡压综合征

一、概述

臀上皮神经卡压综合征是指臀上皮神经经过髂嵴骨纤维管处由各种原因造成卡压或嵌顿等损伤而引起的疼痛。臀上皮神经由T12~L1脊神经后外侧支组成，其大部分行走在软组织中，而在走行中出孔点、横突点、入臀点均为骨纤维管，容易损伤卡压。

二、诊断

1.临床表现

患者主要表现为患侧腰臀部尤其是臀部的疼痛，呈刺痛、酸痛或撕裂样疼痛，有的向大腿后外侧扩散，但疼痛范围一般不超过膝部，可伴有腰臀股部麻木感，活动时疼痛及麻木加重，而且疼痛常常是持续发生的，很少有间断发生。患侧臀部可扪及条索状物，触压时患者感到酸胀、麻困、疼痛难忍，甚至沿臀、大腿的外侧放射到大腿下部；患者常诉起坐困难，弯腰时疼痛加重。

2.诊断要点

多数患者可以检查到固定的压痛点，一般在 L3 横突和髂嵴中点及其下方压痛，按压时可有胀痛或麻木感，并向同侧大腿后方放射，一般放射痛不超过膝关节。直腿抬高试验多为阴性，但有10%的患者可出现直腿抬高试验阳性，腱反射正常。

三、针刀治疗

1.治疗原则

依据人体弓弦力学系统理论及疾病病理构架的网眼理论，臀上皮神经卡压综合征是由于臀上皮神经经过髂嵴骨纤维管时由各种原因造成卡压或嵌顿等损伤而引起疼痛所致，应用针刀松解技术，准确松解局部卡压即可解决。

2.操作方法

（1）体位：俯卧位。

（2）体表定位：髂嵴中后部。

（3）消毒：在施术部位，用碘伏消毒3遍，然后铺无菌洞巾，使治疗点正对洞巾中间。

（4）麻醉：用1%利多卡因局部浸润麻醉，每个治疗点注药1ml。

（5）刀具：0.40mm×75mm型号小针刀。

（6）超声引导下针刀操作：将超声传感器插入装有超声导电膏的无菌套，于皮肤与传感器之间间隔手术巾和薄层无菌导电膏。探头置于髂嵴中后部进行扫描，充分探查髂嵴中后部骨缘的形态。痛点确认后，1%利多卡因局部麻醉，选择0.40mm×75mm型号小针刀，使用平面内穿刺法，针刀抵达髂嵴中后部骨面，在超声图像实时监视下针刀体向上移动。当针刀有落空感时，即到髂嵴上缘臀上皮神经的入臀点，在超声可视化下进行局部松解，后注入30μg/ml医用三氧5ml，局部压迫止血3分钟后，无菌贴贴敷24小时（图5-7-1~图5-7-4）。

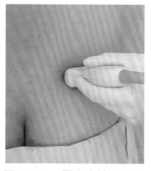 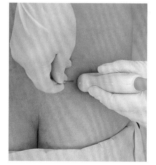

图5-7-1　臀上皮神经探头　　图5-7-2　臀上皮神经超声下
　　　　　位置　　　　　　　　　　　针刀治疗

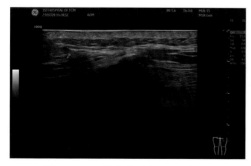 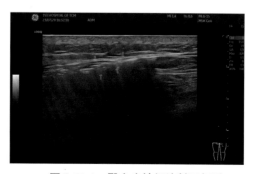

图5-7-3　臀上皮神经进针路径　　　图5-7-4　臀上皮神经注射三氧后

四、注意事项

在超声引导下针刀操作中，一定注意无菌操作，时刻关注超声引导，注意臀上皮神经周围比邻组织，观察治疗效果，髂嵴上缘臀上皮神经的入臀点处针刀松解后，患者自觉疼痛减轻则可出刀；针刀刀口方向要始终与肌腱纵行方向一致，避免损伤肌腱，操作结束后一定嘱患者适当保持伤口干燥，无菌贴贴敷24小时，门诊复查。

第八节　坐骨结节滑囊炎

一、概述

坐骨结节滑囊炎是一种常见疑难病，多发于体质瘦弱而久坐工作的中老年人，臀部摩擦、挤压经久劳损而引起局部炎症。又称"脂肪臀""编织臀"。以女性多见（图5-8-1）。

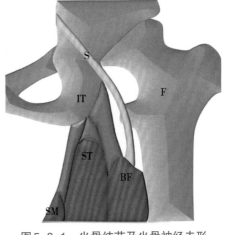

图5-8-1　坐骨结节及坐骨神经走形
S：坐骨神经；F：股骨；IT：坐骨结节；
BF：股二头肌；ST：半腱肌；SM：半膜肌

二、诊断

1.临床表现

臀尖（坐骨结节部）疼痛，坐时尤甚，严重者不能坐下。但疼痛局部局限，不向他处放射，日久臀尖部酸胀不适。

2.诊断要点

（1）长期坐位工作史、蹲伤史。

（2）坐在硬板椅上，臀部接触椅面的部位疼痛。在坐骨结节处局部麻醉后，再让患者坐于硬板椅上，无疼痛，即可帮助确诊。

（3）疼痛部位仔细确诊可扪及边缘较清晰的椭圆形肿块与坐骨结节粘连在一起，压之疼痛。

（4）做屈膝屈髋动作时，可因挤压、牵扯滑囊而引起疼痛。

（5）坐骨结节部X线检查无异常。

三、针刀治疗

1.治疗原则

依据人体弓弦力学系统理论及疾病病理构架的网眼理论，坐骨结节滑囊炎是弓弦力学系统的辅助结构，由于坐骨结节滑囊壁增厚或纤维化，使局部肌腱损伤引起疼痛。应用针刀松解技术，准确松解局部卡压即可解决。

2.操作方法

（1）体位：俯卧位。

（2）体表定位：坐骨结节滑囊压痛明显处。

（3）消毒：在施术部位，用碘伏消毒3遍，然后铺无菌洞巾，使治疗点正对洞巾中间。

（4）麻醉：用1%利多卡因局部浸润麻醉，每个治疗点注药1ml。

（5）刀具：0.40mm×75mm型号小针刀。

（6）超声引导下针刀操作：将超声传感器插入装有超声导电膏的无菌套，于皮肤与传感器之间间隔手术巾和薄层无菌导电膏。探头置于臀部坐骨结节滑囊压痛明显处，充分探查坐骨结节及滑囊形态，痛点确认后，1%利多卡因局部麻醉，选择0.40mm×75mm型号小针刀，使用平面内穿刺法，针刀抵达坐骨结节，在超声图像实时监视下针刀体后退0.5cm，即在坐骨结节滑囊处进行局部松解，后注入30μg/ml医用三氧5ml，局部压迫止血3分钟后，无菌贴贴敷24小时（图5-8-2~图5-8-5）。

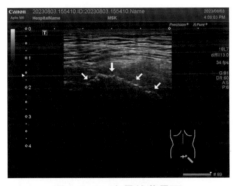

图5-8-2　坐骨结节骨面

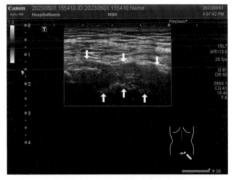

图5-8-3　坐骨结节滑囊

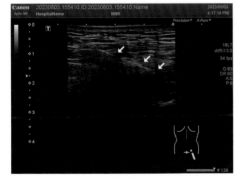

图5-8-4　坐骨结节进针路径

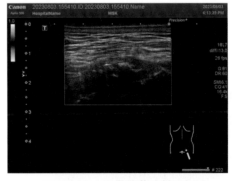

图5-8-5　坐骨结节注射三氧后

四、针刀术后手法治疗

针刀术后，进行手法治疗，推压、揉按坐骨结节部位，屈膝屈髋活动3次。

五、注意事项

在超声引导下针刀操作中，一定注意无菌操作，时刻关注超声引导，注意坐骨结节周围比邻组织，观察治疗效果，坐骨结节处针刀松解后，患者自觉疼痛减轻则可出刀；针刀刀口方向要始终与肌腱纵行方向一致，避免损伤肌腱，操作结束后一定嘱患者适当保持伤口干燥，无菌贴贴敷24小时，门诊复查。

第九节　骶髂关节炎

一、概述

骶髂关节炎是一种结缔组织病，可分为原发性和继发性两类。原发性骶髂关节炎的形成与发展往往受年龄、体质、遗传等因素影响；继发性骶髂关节炎并非一个单纯的疾病，强直性脊柱炎、类风湿关节炎、骶髂关节错位、半脱位、紊乱最终都可能演化为骶髂关节炎。

骶髂关节炎患者往往有全身乏力、腰背部疼痛、骶髂关节处疼痛等症状。下腰痛是骶髂关节炎常见的临床表现，可伴随骶髂关节处疼痛、晨僵、黏着感等。随着病情进行性加重，患者可出现关节痉挛，强直性脊柱炎患者的骶髂关节、耻骨联合、跟骨结节、胫骨结节等处压痛明显加重的症状。骶髂关节炎晚期容易得到准确诊断，但早期因症状较轻、不具特异性而被漏诊、误诊、延治误治，给患者带来极大痛苦。

二、应用解剖

骶髂关节属于非典型滑膜关节，由前方尾侧的滑膜关节向后方头侧移行为韧带联合性关节，由骶骨和髂骨的耳状面相对而成，关节面凹凸不平，但彼此结合紧密，关节囊坚韧，周围有韧带环绕并连接着骶髂关节，限制并固定着关节的活动。骶髂关节在不同个体间解剖变异较大，关节位置较深，关节间隙呈窄条形，关节后部被较厚的韧带和骨质覆盖，只有一小段层面未有骨质覆盖。骶髂关节结构牢固，活动度虽小，但它可以做轻微的上、下、前、后运动。在前后运动时，可伴随关节作旋转运动。

骶髂关节（图5-9-1）是躯干与下肢应力传递的枢纽，也是骨盆应力集中区域，除了支撑上半身的轴向负荷，同时也有旋转负荷，也能像减震器一样保护机体，对人体的活动性、协调性至关重要。关节周围的韧带和肌肉共同维持骶髂关节稳

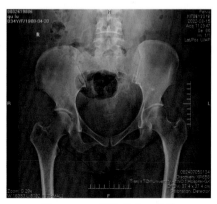

图5-9-1　骶髂关节X线片

定性，骶骨和髂骨界面的前三分之一是真正的滑膜关节，其余由一组复杂的韧带连接组成。骶髂关节的神经支配仍有争议，一般认为其后侧由L4~S3脊神经后外侧支配，前部由L3~S2神经支配。骶髂关节病变时致痛物质向后易渗入到骶后孔，向上渗入L5神经根鞘，向前渗入腰骶神经丛，从而患者出现类似于坐骨神经痛的症状。

三、诊断

超声诊断骶髂关节炎近来得到重视，原因为超声直观性较强，更能早期发现骨侵蚀及骨表面软组织的情况，尤其彩色多普勒及组织多普勒超声对血流信号敏感。超声检查可在周围关节检测滑膜厚度并通过测定肌肉骨骼等组织（例如滑膜）的血流大小来证实炎症的存在，同时可检测极小的骨质侵蚀，具有无创、经济、便捷、可重复、可实时动态扫描等多种优点，已成为诊断关节病变影像学检查方法之一。

近年来肌骨超声在评估肌腱、关节病变方面得到广泛应用，尤其在评估附着点方面，但目前关于多普勒超声评价骶髂关节炎的文献报道较少，其主要原因是受骶髂关节解剖位置和超声探测深度的影响。Klauser研究发现彩色多普勒超声（CDUS）在观察骶髂关节血流信号的敏感度为94%，特异度为86%，与增强MRI一致性较好。可见，CDUS能通过检测骶髂关节的异常血流信号为临床诊断提供帮助。但是，由于骶髂关节间隙狭小、结构不规则，导致CDUS只能探测关节背侧区的异常血流信号，故存在假阴性可能。

然而，超声检查骶髂关节也具有其局限性，由于骶髂关节属于微动关节且位置靠前，超声因其技术限制并不能显示全部关节影像，因而无法准确定位彩色多普勒超声发现的异常血流信号，影响对炎症发生的部位进行判断。此外，骶髂关节周围有许多髂血管分支的小血管以及骶孔血管，超声较难区分。因而超声检查骶髂关节可出现一定的假阳性和假阴性。此外，由于血流显示率受多种因素影响，如超声仪器的选择、测量部位、彩色增益的调节模式以及检查者的主观因素，因此血流显示率作为活动性的评判标准具有一定的局限性，国内外研究者均认为血流RI值可作为诊断活动性骶髂关节炎的可靠定量指标。

四、超声表现

由于骶髂关节间隙斜行走向，且受骨骼和超声探测深度的影响，超声并不能直接显示骶髂关节滑膜组织的形态学病变。但因AS病理的发生和发展与炎性血管过度形成有关，彩色超声可通过局部病变的异常血流信息为临床诊断提供帮助。

使用超声检查骶髂关节时患者取俯卧位，根据患者脂肪层厚度，选择3~8MHz凸阵或者线阵探头。探头置于髂后上棘水平，先确定一侧的髂骨、骶骨以及第一骶孔，因骶髂关节与人体矢状面夹角由头侧向尾侧逐渐变小，探头从第一骶孔水平略向外侧斜切扫查骶髂关节上部，然后逐渐转为横切并向尾部追踪（检查左侧骶髂关节时探头略微逆时针倾斜，检查右侧骶髂关节时探头略微顺时针倾斜），了解骶髂关节的位置，接着按反向路径使用彩色多普勒超声探测骶髂关节血流情况，注意血流信号是位于关节内部还是关节周围，使用频谱多普勒区分静脉和动脉血流。当测出动脉血流时，计算血流的阻力指数（RI）。

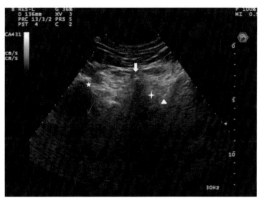

图5-9-2 超声下骨性标记点识别

箭头示骶正中嵴；三角示骶外侧嵴；四角星示骶中间嵴；五角星示髂嵴。骶髂关节区域即定位于骶外侧嵴和髂嵴之间的偏低回声区

超声下骶髂关节呈"八"字形结构，但由于超声的技术限制，并不能显示整个关节内部结构，其主要显示的是关节后部的影像。超声定位骶髂关节依靠的是后部线形高回声的骨皮质结构。超声可见的骨性结构包括正中间的骶正中嵴、两侧骶外侧嵴、骶中间嵴及髂嵴（图5-9-2）。骶髂关节区域即定位于骶外侧嵴和髂嵴之间的偏低回声区。骶外侧嵴和骶中间嵴之间的缺口为骶后孔的开口处，为骶神经和骶血管的穿出处。

五、活动性骶髂关节炎超声表现

超声检查能探测骶髂关节和附着端的血流等情况来诊断疾病及评估疾病的活动性。超声检查具有无创、经济、便捷、可重复、可实时动态扫描等多种优点，可作为筛查骶髂关节炎的常规手段之一。对于超声检查发现骶髂关节异常血流信号的患者，进一步检查CT或MRI，性价比更高；其次，对于一些特殊人群，如携带金属植入物、心脏起搏器或者幽闭恐惧症的患者，无法进行MRI检查，超声可作为替代检查，为诊疗增加参考依据。另外，对于病情反复而无法承担多次MRI检查的患者，超声检查可作为评估病情活动的手段之一，其中骶髂关节区血流RI值可作为评估病情活动的参考指标。而超声检查的局限性在于，因其检查骶髂关节较复杂，需要有经验的高年资医师完成。

依靠彩色多普勒超声还可评估病变的活动性。对于超声在评价骶髂关节炎中的应用，相关文献报道相对较少，Arslan于1999年首次报道了彩色多普勒超声可提示活动期强直性脊柱炎患者骶髂关节的异常血流动力学变化，即骶髂关节后部区域异常血流增多，表现为低血流阻力指数的血流信号；Klauser等发现彩色多普勒超声评价活动性骶髂关节炎的敏感性和特异性已接近MRI。

彩色多普勒超声下活动性骶髂关节炎表现为关节内部或周围可见点状（1级血流）或棒状、条状彩色血流信号（2级血流），异常血流信号位于显示为低回声的骶髂关节间隙中（图5-9-3）。

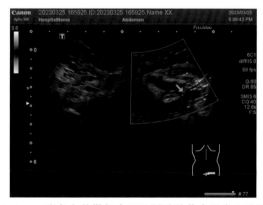

图5-9-3 彩色多普勒超声显示骶髂关节内异常血流信号

六、超声引导下操作方法

（1）适应证：凡骶髂关节炎均为针刀闭合型手术治疗的适应证。

（2）体位及消毒铺单：患者取俯卧位、腹下垫枕，使臀微屈，腰椎前凸减少，腰部平坦；常规碘伏或安尔碘消毒3遍，铺无菌中单及无菌洞巾，准备一次性无菌耦合剂和超声隔离套。

（3）超声引导下针刀操作

①检查：将超声传感器插入装有超声导电膏的无菌套，于皮肤与传感器之间间隔手术巾和薄层无菌导电膏。探头横置于髂后上棘进行扫描（图5-9-4），在骶骨后方区域横放超声探头，将骶骨轮廓及皮下组织显示出来，充分探查骶髂关节、骶骨、髂骨的形态。在取得二维声像图后按原路反向扫描，并切换能量多普勒超声技术和微血流成像技术，仔细观察骶髂关节内及其周围区域的血流信号（图5-9-5）。超声检查骶髂关节时以不同骶后孔为基准由头侧至尾侧逐层扫查，观察不同层面的骶髂关节情况。

②定位：应用低频凸阵探头，在穿刺层髂骨侧横放超声探头，在该水平找到髂骨，沿水平线将探头向穿刺点移动，定位出髂骨中部及骶骨外侧缘，骨性结构均显示为强回声，两个明显骨性结构之间的裂隙代表骶髂关节，调整探头角度，充分暴露骶髂关节后固定超声探头。超声图像上骶髂关节显示为低回声，呈条状。

③治疗：1%利多卡因局部麻醉，选择0.40mm×75mm型号小针刀，使用平面内穿刺法，针刀抵达骶髂关节裂隙后将穿刺针送入关节腔内直至定位长度，在超声图像实时监视下穿刺进入骶髂关节，超声可视化下进行局部松解，后注入30μg/ml医用三氧5ml，无菌贴贴敷24小时（图5-9-6~图5-9-8）。

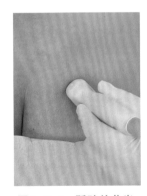

图5-9-4 骶髂关节炎
探头位置

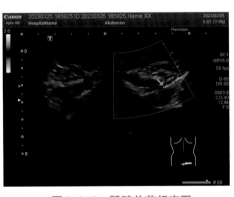

图5-9-5 骶髂关节超声图

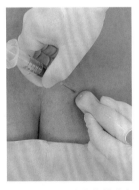

图5-9-6 骶髂关节炎超
声下注射治疗

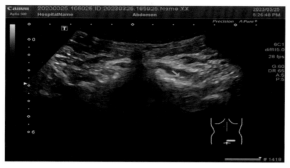

图5-9-7　超声实时显像骶髂关节穿刺进针

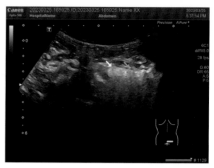

图5-9-8　注入医用三氧后超声表现

七、注意事项

操作过程中要树立无菌观念，注意无菌操作，治疗后穿刺部位需要无菌纱布或敷贴覆盖，并保持干燥清洁，预防感染。治疗结束后要嘱患者严格卧床休息，尤其避免久坐，减少对骶髂关节局部的刺激，如此才能保证治疗效果。同时要指导患者行腰背肌功能锻炼，如"五点支撑""小燕飞"等，预防疾病的复发。

第十节　枕大神经卡压综合征

一、概述

枕大神经卡压综合征是由于外伤、劳损或炎性刺激等原因导致局部软组织渗出、粘连和痉挛，刺激、卡压或牵拉枕大神经，引起头枕顶放射疼痛为主要表现的一种临床常见疾病。

枕大神经卡压综合征以枕大神经痛为突出症状，多呈自发性疼痛，常因头部运动而诱发，其疼痛为针刺样、刀割样，头部疼痛或咳嗽用力均可诱发疼痛；疼痛发作时常伴有局部肌肉痉挛，偶见枕大神经支配区有感觉障碍。检查头颈呈强迫性体位，头略向后方倾斜，在枕外隆凸与乳突连线的内1/3处（即枕大神经穿出皮下处）及第2颈椎棘突与乳突连线中点有深压痛；在其上的上项线处有浅压痛。各压痛点可向枕颈放射，有时在枕大神经分布区尚有感觉过敏、感觉减退。

长期低头工作，颈肌痉挛，深筋膜肥厚，炎症渗出、粘连，可压迫枕大神经。由于枕大神经绕寰枢关节，当寰枢关节半脱位、脱位时亦可受牵拉或损伤；再者，颈部肌肉尤其是斜方肌的肌筋膜炎，也可导致此神经受压，多出现继发性神经损害，从而产生神经支配区的疼痛；此外，局部淋巴结肿大也可能是导致疼痛的原因。

二、应用解剖

从解剖学上看，枕大神经为第2颈神经后支的分支，大多数枕大神经在头下斜肌的下方绕过，少数穿过头下斜肌，在斜方肌起点上项线下方浅出，伴枕动脉分支上行，分布至枕部皮肤；头下斜肌下缘是枕大神经的主要摩擦点，在浅出斜方肌腱膜处也是主要卡压点。枕大神经皮下段与浅筋膜紧密附着，活动度小；肌内段走行于半棘肌和斜方肌腱膜间，肌间隙内结构宽松，神经活动度大。颈部活动及周围组织的持续牵拉，会使局部血管扩张性充血至炎性细胞渗出、组织水肿、局部代谢产物增多，最终粘连以及瘢痕的形成会对枕大神经形成卡压和刺激从而导致疼痛。

枕大神经易受卡压的位置如下：枕大神经在浅出斜方肌腱膜处受到卡压；肌肉收缩而产生的神经压迫症状，即枕大神经在穿经斜方肌、半棘肌时均存在受压的可能；枕大神经周围组织（如枕下肌群、肌腱）间综合作用是导致枕大神经痛的主要因素（图5-10-1）。

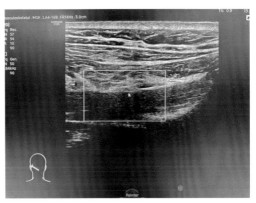

图5-10-1 超声下枕大神经投影

三、超声引导下操作方法

（1）体位及消毒铺单：患者头探出床头，患者低头屈颈，使下颌部抵于床头，并保持呼吸道通畅，常规碘伏或安尔碘消毒3遍，铺无菌中单及无菌洞巾，准备一次性无菌耦合剂和超声隔离套。

（2）检查定位：患者充分暴露颈枕部并保持颈部肌群放松，定位治疗点为乳头尖与C2棘突连线中点周围，触及痛处明显位置或诱发向头顶甚至于额部有放射性疼痛的部位做定位穿刺点。应用超声高频探头，枕外隆突下定位C2棘突，顺着C2棘突向上探查，显示C2横突，在C1横突平面向患侧平行移动探头，然后顺着头下斜肌的肌纤维方向斜约45°调转探头，此时可清晰显露头下斜肌起始，探查至为枕大神经旁头下斜肌肌纤维卡压处，即为枕大神经易卡压处，超声图像显示目标靶点在头下斜肌靠中点位置周围。

（3）针刀治疗：以1%利多卡因进行局部浸润麻醉，针刀由外下方斜向内上方对准枕骨上项线刺入，至超声探查所在靶点处，再由外上向外下方贴枕骨膜浅面纵向分离松解，然后由外向内横行松解数刀出针，切断或分离松解缠绕枕大神经的腱纤维和筋膜束，压迫止血。压痛点比较弥散的需增加分离松解点，这些点均散布在枕外隆突与乳突尖连线上或稍上方，颈深筋膜与骨膜紧密相连移行处，针法宜采用贴骨面横行切割松解法。超声引导下探查枕大神经投影区，避开枕大神经。操作结束，使用超声探头复查手术部位血流信号确认无误后，按压进针点3分钟，待止血后，以无菌敷料贴敷治疗点（图5-10-2）。

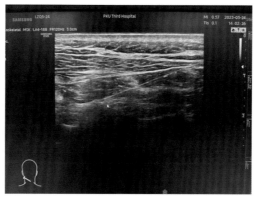

图5-10-2　枕大神经卡压综合征超声引导下穿刺针位置

四、注意事项

在超声引导下针刀操作中，一定注意无菌操作，在操作过程中注意观察患者感受，是否突然出现明显的窜麻感，如果出现需立即停止操作，针刀方向作微调整，同时注意针刀刀口顺着肌纤维方向及操作幅度，避免损伤神经。操作过程注意谨慎、仔细，关注患者感受，避免患者出现剧烈异感。该部位神经血管分布丰富，在分离松解中被损伤是不可避免的，要有思想准备。血管损伤会引起针孔出血或皮下血肿，针刀操作术后要特别注意预防出血，最简便有效的预防方法是：每次出针后立刻压迫止血，15分钟后，检查局部无异常，才能让患者离开，个别患者由于出凝血时间长，压迫时间可延长，以停止压迫后不出血为准。

参考文献

［1］张卫光.奈特人体解剖学彩色图谱［M］.北京：人民卫生出版社，2019.

［2］庞继光.针刀医学基础与临床［M］.2版.深圳：海天出版社，2006.

［3］Enzo，Silvestri.肌骨系统正常超声解剖图谱［M］.广州：广东科技出版社，2019.

［4］宓士军，郭瑞君，郭长青.整体思路下超声可视化针刀精准治疗肌骨疾病（上册）［M］.北京：科学技术文献出版社，2021.

［5］丁文龙，刘学政.系统解剖学［M］.9版.北京：人民卫生出版社，2018.

［6］陈敏华，梁萍，王金锐.中华介入超声学［M］.北京：人民卫生出版社，2017.

［7］中国针灸学会微创针刀专业委员会.针刀医学临床诊疗与操作规范［M］.北京：中国中医药出版社，2018.

［8］李永祥，施爱群，王大明.肌肉骨骼超声评估偏瘫后肩痛的病理生理机制［J］.中国康复医学杂志，2016，31（10）：1152-1155.

［9］朱婷，肖礼祖，姜伟，等.超声引导下注药联合针刀治疗鹅足滑囊炎［J］.中国疼痛医学杂志，2018，24（8）：615-618.

［10］熊思，阮坚，张中兴，等.肌骨超声诊断肢体肌腱和韧带损伤进展［J］.影像研究与医学应用，2021，5（01）：3-4.

［11］华兴.肌骨超声的应用现状与发展趋势［J］.第三军医大学学报，2015，37（20）：2005-2010.

［12］赵立，卢岷，严思静.肌骨超声成像与普通超声对跟腱损伤的诊断效能比较［J］.解放军预防医学杂志，2019，37（2）：8-9，13.

［13］汤晓艳，吴伟涛，王琰，等.肌骨超声在创伤性浅表软组织损伤中的应用［J］.海南医学，2017，28（21）：3510-3513.

［14］常洪波，巩丽丽，刘颖，等.软骨骨折的超声诊断［J/CD］.中华医学超声杂志（电子版），2008，5（1）：80-86.

［15］马洪，肖丽达，古琳若，等.高频超声诊断肢体外周神经病变的价值［J］.中国医学影像学杂志，2008，16（2）：118-121.

［16］周博，朱剑，黄烽.超声评估附着点病变的研究现状及进展［J］.中华风湿病学杂志，2013，17（09）：635-637.

［17］李慧.膝关节软骨超声成像应用价值［D］.山东大学，2019.

［18］马骥，马苏亚.肌骨超声的临床应用价值和进展［J］.Modern Practical Medicine，2017，29（11）：1408-1410，1544.

［19］刘琦，吴长君.超声在肌肉骨骼系统中应用的研究进展［J］.医学综述，2017，23（12）：2433-2437.

［20］刘超然，王宁华.骨骼肌超声图像纹理分析的研究进展［J］.Chinese Journal of

Rehabilitation Medicine，2019，34（5）：612-616.

［21］赵亚平.正常人与肩周炎患者超声影像对比分析［D］.新疆医科大学，2009.

［22］唐盛斐，蓝常贡.肌骨超声在诊断肢体肌腱和韧带损伤中应用进展［J］.中华实用诊断与治疗杂志，2020，34（2）：214-216.

［23］杨晓雨，袁心仪，等.肌骨超声在常见肌肉骨骼疾病康复治疗中的应用进展［J］.Translational Medicine Journal，2021，10（5）：335-338.

［24］曾诚，黄鹏.肌骨超声临床应用研究进展［J］.Contemporary Sports Technology，2022，12（25）：152-156.

［25］俞晓杰，卢健，等.肌骨超声介入技术在临床康复治疗中的应用进展［J］.Chinese Journal of Rehabilitation Medicine，2021，36（4）：490-493.

［26］赵立，卢岷，严思静.肌骨超声成像与普通超声对跟腱损伤的诊断效能比较［J］.解放军预防医学杂志，2019，37（2）：8-9，13.

［27］顾丽丽，曹新添，廖云华，等.超声引导下选择性颈神经根阻滞治疗神经根型颈椎病的临床观察［J］.中国疼痛医学杂志，2018，24（4）：311-313.

［28］杨歌，周华成.超声引导下腰椎注射技术的研究进展［J］.中国疼痛医学杂志，2015，21（5）：371-373.

［29］吴静，刘皓月，潘胜男，等.超声引导下细针穿刺疗法对肌腱病的治疗价值［J］.中国临床医学影像杂志，2015，26（2）：141-142.

［30］姜明明.肌肉骨骼超声诊断四肢肌肉骨关节疾病的临床分析［J］.智慧健康，2022，8（21）：9-12.

［31］罗辉敏，田爱红，刘肖莲.介入性超声应用于四肢肌肉骨关节疾病的临床价值［J］.中国伤残医学，2021，29（9）：33-34.

［32］王雅康.鹅足滑囊炎的研究进展［J］.云南医药，2020，41（2）：174-176.

［33］石俊岭，崔建岭，孙英彩，等.肩袖损伤患者MRI和MR肩关节造影的诊断价值比较［J］.中国CT和MRI杂志，2016，14（05）：129-131.

［34］张栋，王庆甫，等，膝骨关节炎肌骨超声与X线片表现的比较与分析［J］.中国骨伤，2016，29（5）：429-433.

［35］刘洋，印凡，许兵，等.冻结肩的诊断与治疗研究进展［J］.中国矫形外科杂志，2012，20（19）：1771-1773.

［36］Cao J Y, Jin Z. Application ofmusculoskeletal ultrasound in clinical diagnosis［J］. China Journal of Modern Medicine，2022，32（22）：1-5.

［37］Can B, Kara M, Kara Ö, et al. The value of musculoskeletal ultrasound in geriatric care and rehabilitation［J］. Int JRehabil Res，2017，40（4）：285-296.

［38］Uysal F, Akbal A, Gokmen F, et al. Prevalence of pesanserine bursitis in symptomatic osteoarthritis patients：an ultrasonographic prospective study［J］. Clin Rheumatol，2015，34（3）：529-533.

［39］Wang J, Shao J, Qiu C, et al. Synovial cysts of the hip joint：a single-center experience［J］. BMC Surg，2018 Dec 5，18（1）：113.

［40］Chu K，He L，Wang Y，et al. Effectiveness of Needle Aspiration versus Surgical Excision for Symptomatic Synovial Cysts of the Hip：A Single-Center，Retrospective Study［J］. Med Sci Monit，2023 Jul 10，29：e940187.

［41］Sapundzhieva T，Karalilova R，Batalov A.Musculoskeletal Ultrasound for Predicting Remission in Patients with Rheumatoid Arthritis：Results from A 1 Year Prospective Study［J］. Rheumatol Int，2018，38（10）：1891-1899.

［42］Yukata K，Nakai S，Goto T，et al. Cystic lesion around the hip joint［J］. World J Orthop，2015 October 18，6（9）：688-704.

［43］Angelini A，Zanotti G，Berizzi A，et al. Synovial cysts of the hip［J］. Acta Biomed，2018 Jan 16，88（4）：483-490.

［44］Wang HC. Current status of clinical research on Chinese and Western medicine in hip synovitis［J］. Rheumatology and Arthritis，2013，2（5）：63－66.

［45］Randelli F，Brioschi M，Randelli P，et al. Fluoroscopy-vs ultrasound-guided aspiration techniques in the management of periprosthetic joint infection：which is the best［J］. Radiol Med，2018，123（1）：28-35.

［46］Andreucci M，Solomon R，Tasanarong A. Side effects of ra-diographic contrast media：pathogenesis，risk factors，and pre-vention［J］. Biomed Res Int，2014：741018.

［47］Poilliot AJ，Zwirner J，Doyle T，et al.A systematic review of the normal sacroiliac joint anatomy and adjacent tissues for pain physicians［J］. Pain physician，2019，22（4）：E247-E274.

［48］Lee JH，Lee JU，Yoo SW. Accuracy and efficacy of ultrasound-guided pes anserinus bursa injection［J］. J Clin Ultrasound，2019，47（2）：77-82.